Clederson Paduani

O Magnetismo na Cura

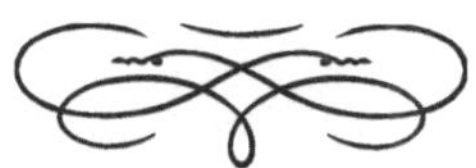

Florianópolis
2019
Edição do Autor

Dados Internacionais de Catalogação na Publicação (CIP)
Agência Brasileira do ISBN - Bibliotecária Priscila Pena Machado CRB-7/6971

P125   Paduani, Clederson.
            O magnetismo na cura / Clederson Paduani. —
        Florianópolis : Edição do autor, 2019.
            159 p. ; 21 cm.

            ISBN 978-65-900959-6-1

            1. Magnetismo - Uso terapêutico. 2. Terapia
        magnética. 3. Medicina alternativa. I. Titulo.

                                            CDD 615.845

O Magnetismo na Cura
Clederson Paduani
Florianópolis - SC - 2019
Prefixo Editorial: 900959
ISBN–13: 978-65-900959-6-1

(Capa: Ana Laura Daldegan Paduani)

PREFÁCIO

Desde a mais remota antiguidade a humanidade conhece o magnetismo, revelado pela propriedade atrativa e repulsiva de algumas pedras especiais encontradas na natureza. Várias rochas naturais contêm minerais magnéticos. Algumas dessas, na verdade, são de origem extraterrestre. No passado, poderes milagrosos eram atribuídos a esses estranhos objetos, que pareciam ter uma natureza mágica. Na Grécia antiga, se falava de um eflúvio magnético invisível, que poderia se infiltrar através dos poros de qualquer material, com propriedades misteriosas e incompreensíveis naquela época. Foi preciso mesmo muito tempo, para que finalmente surgisse uma descrição plausível, cientificamente correta, para aquilo que se observava nos materiais magnéticos. Muito de misticismo e crenças fantasiosas foram surgindo ao longo do tempo, na medida que se espalhavam os relatos sobre as misteriosas propriedades, atrativa e repulsiva, dos ímãs naturais.

Com a crescente familiaridade dos ímãs entre os povos na antiguidade, começou-se a divulgar um provável poder curativo para esses, o que despertou a atenção de muitos na esperança de obter curas milagrosas e espetaculares. Contudo, as lendas que então se espalhavam rapidamente, não tinham limites para o imaginário popular, e relatos extraordinários surgiram em profusão. A comercialização de magnetos como artefatos de cura se expandiu progressivamente no mundo antigo, trazendo até mesmo riqueza para alguns. Ainda hoje são comercializados magnetos permanentes com indicação terapêutica, numa ampla variedade de tratamentos de saúde.

Os estudos de sismologia indicaram que a Terra tem um núcleo interno sólido e um núcleo externo líquido, ambos com uma composição majoritariamente metálica. O movimento do meio líquido no interior do nosso planeta, devido as correntes de convecção, pode gerar correntes elétricas, que por sua vez, geram campos magnéticos. Essa é a chamada Teoria do Dínamo, que hoje fornece a explicação mais plausível para a fonte do campo magnético de nosso planeta, assim como de alguns corpos celestes. Entretanto, o dínamo no interior da Terra é instável, e há indícios de que, de tempos em tempos, ocorre a chamada reversão magnética, ou seja, os polos trocam de lugar entre si.

Na Terra, o campo magnético ajuda a canalizar o fluxo de partículas do vento solar para os polos, o que dá origem ao magnífico fenômeno natural das auroras boreal e austral, vistas nas altas latitudes setentrionais e meridionais, respectivamente. Interessantemente, essas auroras também foram observadas nos planetas gigantes gasosos até Netuno, o que mostra o alcance da influência do vento solar. Nossa galáxia, a Via Láctea, também tem um campo magnético, mas em vez de possuir um único polo norte e polo sul, há aparentemente um ímã separado em cada um de seus braços espirais.

Hoje sabemos que no mundo animal muitas espécies se orientam através do campo magnético da Terra.

É a chamada magnetorecepção, ou magnetosensibilidade, que é a capacidade de um ser vivo de detectar um campo magnético. As pesquisas indicam que animais migratórios como, pombos, tartarugas, pássaros e vários mamíferos são capazes de sentir o campo magnético da Terra. Como os animais percebem o magnetismo natural? As pesquisas mais recentes indicam a existência de receptores magnéticos no cérebro, em algum tipo de mecanismo que envolve a presença de pequenas partículas de minerais magnéticos, sensíveis ao campo magnético terrestre.

Este parece atuar em conjunto com um mecanismo óptico, sugerido pela presença de fotopigmentos nos olhos, os chamados criptocromos, que são capazes de detectar quimicamente o campo magnético da Terra e produzir um estímulo visual através do qual os animais se orientam. Um fenômeno curioso, e que tem chamado a atenção de pesquisadores em todo o mundo, é o eventual encalhe de baleias observado em alguns locais, e que muitas vezes, acontece em grandes grupos. Parece haver uma correlação entre os locais de encalhe e as anomalias existentes no campo magnético terrestre. Qualquer perturbação que possa existir no alinhamento do campo ocasiona uma perda de direção, e daí a confusão.

Tudo indica que em seres humanos também estejam presentes tais estruturas magnéticas, mas até agora nenhum mecanismo específico foi ainda identificado com precisão. Interessantemente, foi constatado que também em uma planta, um criptocromo é responsável pela sensibilidade desta ao campo magnético, e desempenham papéis importantes no seu crescimento e desenvolvimento. Por conseguinte, espera-se que os seres humanos também tenham habilidades de magnetorecepção, e acredita-se que o sensor magnético humano pode ainda ajudar na percepção visual espacial, em vez de atuar apenas como uma bússola de orientação.

Na antiguidade, o misticismo sobre o uso terapêutico de ímãs era bem popular, e curandeiros usavam ímãs para tratar uma variedade de doenças. Diversas práticas esotéricas, de medicina alternativa, de espiritualismo e pseudociência, fazem referência à bioenergia ou energia vital. Em seu significado no esoterismo, esta representa a energia ou ligação permanente que une o corpo e a mente. Seria essa a energia cósmica, a energia vital e psíquica, a energia que dá vida à vida, acumulada e guiada pela mente.

No estudos sobre bioenergia, medicina energética, medicina vibracional e conscienciologia, considera-se o estado vibracional como possível maneira de adquirir e manter o estado de equilíbrio energético do indivíduo, e consequentemente, de saúde e bem-estar. A energia humana tem múltiplas denominações, como energia bioplásmica, prana, fluido vital, energia biocósmica, força vital, etc. Nesse contexto, acredita-se que existem campos bioenergéticos nos seres vivos, que podem impregnar ambientes e efetuar trocas de energias com outras pessoas.

No Taoísmo, Ki é a energia sutil, básica, presente em tudo, que carrega as forças psíquicas e vitais. O *I Ching*, ou Livro das Mutações, é um dos mais antigos textos chineses, considerado como oráculo e obra filosófica, que revela como meio de aprimoramento para o ser humano o viver de forma equilibrada, harmônica e em sintonia com o seu próprio destino. Assume-se que há um constante fluxo energético que continuamente cria e altera o mundo em que vivemos, e que o que é material é formado por quantidades diferentes de dois elementos opostos, Yin e Yang, que expõem a dualidade de tudo que existe no universo, e que representam as duas forças fundamentais, opostas e complementares, presentes em toda parte.

A bioenergética, por outro lado, é uma técnica corporal que se dispõe a uma função terapêutica, que através do corpo, conecta o indivíduo com suas emoções. Ao reprimir nossas emoções, criamos tensões na musculatura do corpo, o que demanda energia do nosso próprio sistema vital, e essas tensões bloqueiam funções emocionais essenciais como amor, poder, sexualidade, alegria, prazer e relaxamento. Na bioquímica, a bioenergética é o estudo quantitativo da transdução de energia que ocorre em células vivas, e também a função dos processos químicos que fundamentam essas transduções. Esta é também assunto da fisiologia, usada para analisar os processos químicos que tornam possível a vida celular do ponto de vista energético.

A terapia magnética, ou magnetoterapia, é uma prática de medicina alternativa pseudocientífica, que utiliza campos magnéticos estáticos fracos, produzidos por um ímã permanente, aplicados à determinadas partes do corpo, de forma a promover efeitos benéficos à saúde. Para seus defensores, os ímãs têm a capacidade de alterar os campos bioenergéticos e o fluxo de energia vital em nosso corpo, e a manipulação desses campos permite tratar doenças ou ferimentos.

A terapia magnética se baseia no princípio de que um campo magnético pode desencadear mecanismos bioquímicos e fisiológicos no corpo humano, como por exemplo, aumentar o fluxo sanguíneo trazendo assim mais oxigênio e nutrientes à determinado local, eliminar resíduos, modular o fluxo de cálcio através do corpo atraindo íons de cálcio para curar um osso quebrado, ajudar a mover o cálcio para fora das articulações artríticas dolorosas, alterar a acidez ou alcalinidade dos fluidos corporais, afetar a produção de hormônios, alterar a atividade enzimática, estimular o fluxo de energia através dos meridianos da acupuntura, e alterar o alinhamento dos cromossomos celulares.

Entretanto, a medicina tradicional não reconhece nenhuma eficácia comprovada para o uso de magnetos permanentes como tratamento de saúde. A controvérsia maior está no fato de que o campo dos ímãs terapêuticos comercializados nos dispositivos de magnetoterapia é muito fraco, diminui rapidamente com a distância, e é ainda afetado fortemente pela permeabilidade magnética do meio que atravessa, como o tecido muscular, ossos, vasos sanguíneos e órgãos. Testes realizados em humanos, com campos magnéticos aplicados da ordem de 1 Tesla, não mostraram nenhum efeito perceptível sobre o fluxo sanguíneo local e na oxigenação de tecidos.

Apesar disso, esse assunto parece longe de estar esgotado. Novos estudos vêm sendo realizados, e os resultados de pesquisas mais recentes indicam que algum efeito curativo parece surgir da aplicação de campos magnéticos em seres vivos. Revisões críticas da dosimetria usada anteriormente em alguns estudos clínicos revelam que as dosagens utilizadas na maioria dos casos anteriores eram tão baixas, que a exposição ao campo magnético no tecido alvo não podia ser caracterizada efetivamente. A conclusão é que, com uma dosimetria inadequada, quaisquer inferências extraídas de resultados negativos relatados são questionáveis. O tempo de exposição também é uma variável crítica na obtenção de resultados positivos.

Para os defensores da terapia magnética, considera-se que o alívio da dor depende das especificidades da dor e de uma procedimento adequado, pois existem muitos tipos diferentes de dor e muitas maneiras diferentes de se usar ímãs. A primeira questão é, qual deve ser a intensidade de campo magnético a ser utilizada? Esse deve ser um campo estático ou um campo pulsante? E ainda, por quanto tempo é necessário manter a aplicação? Como deve ser feita essa aplicação? A viii

terapia deve ser direcionada para "onde dói", ou para pontos-gatilho associados, ou nos pontos de acupuntura? São muitas variáveis a se considerar, e é preciso avançar nas pesquisas.

Espera-se que, com o avanço tecnológico e do conhecimento científico sobre a interação entre magnetismo e saúde, algum dia se possa verificar se a terapia magnética realmente tem potencial no tratamento da dor. Se for mesmo definitivamente comprovado que essas terapias produzem resultados positivos, o benefício para os pacientes e o sistema de saúde pode ser enorme, pois estas representam um procedimento não invasivo, indolor, sem toxicidade e ao que tudo indica, sem efeitos colaterais.

Hoje em dia muitas aplicações médicas utilizam campos pulsados. Estudos recentes revelam que um campo oscilante de baixa frequência pode fornecer um método não invasivo, seguro e fácil de aplicação para tratar a dor, inflamação e disfunções associadas à artrite reumatoide e osteoartrite. Uma análise de vários estudos realizados para avaliar o uso de campos pulsados para cura de artrite mostrou conclusivamente que esses não apenas aliviam a dor, na condição de artrite, mas também fornecem proteção da cartilagem articular, exercem ação anti-inflamatória e auxiliam na remodelação óssea. A estimulação magnética transcraniana repetitiva é uma nova técnica que utiliza pulsos de campo magnético para tratar uma variedade de casos como depressão, TOC, AVC, transtorno bipolar, ansiedade, Mal de Parkinson, e esquizofrenia.

Nas células de um organismo vivo, o equilíbrio dos eletrólitos é essencial para o seu bom funcionamento, pois esses são usados para gerar eletricidade. Quando uma célula é estimulada, ocorrem disparos de pulsos elétricos, chamados potenciais de ação. Nosso corpo usa padrões de potenciais de ação para iniciar movimentos e pensamentos. Um distúrbio nessas correntes elétricas pode levar à doenças. Por exemplo, o músculo cardíaco precisa de correntes elétricas para funcionar corretamente e evitar um ataque cardíaco.

Uma corrente elétrica cria um campo magnético, e esta por sua vez, é afetada pela presença de um campo no seu caminho. Um fio percorrido por uma corrente elétrica sofre um puxão quando está dentro de um campo magnético. O interessante é observar que, a atividade neuronal tem natureza eletroquímica, e portanto, os minúsculos lampejos elétricos que surgem com o funcionamento do cérebro representam diminutas correntes elétricas.

As ondas cerebrais parecem se correlacionar com estados mentais. As correntes elétricas incluem efeitos de sinapse e potenciais de ação, e são afetadas pela atividade rítmica do cérebro. Quando ocorrem diferentes tipos de pensamento, existem oscilações sincronizadas de grupos de neurônios entre diferentes regiões do cérebro. Informações são então transmitidas por todo o cérebro por sinais e sinapses elétricas.

Atualmente a nanociência é uma das áreas de pesquisa mais prósperas da pesquisa em magnetismo. Um tema de grande interesse nesse campo é a produção de nanopartículas magnéticas, que são um tipo de nanopartícula que pode ser manipulada ou controlada através de um campo magnético. Dentre suas aplicações, além do controle na administração direcionada de medicamentos, estas poderão ser usadas para fabricar sondas neurais de densidade ultra-elevada, e ainda, permitir novas estratégias para atingir metástases nos gânglios linfáticos e tumores cancerígenos. Estas podem ser direcionadas ao tumor por uma fonte externa de campo magnético, e atuar como portadoras do medicamento. Depois que o medicamento atinge a corrente sanguínea do paciente, um campo magnético é aplicado para reter as partículas no local do tumor. Esta é vista como uma das opções de tratamento mais promissoras para pacientes com câncer.

Neste livro é feita uma abordagem abrangente sobre a evolução história do conhecimento sobre o magnetismo desde a antiguidade, passando pela grande revolução científica que ocorreu principalmente no século XIX, quando da formulação da Teoria Eletromagnética Clássica, até os dias atuais, com as importantes descobertas sobre o magnetismo da Terra, o magnetismo cósmico e em ciência dos materiais. Esse é um tema vastíssimo, que com certeza, poderia facilmente preencher vários volumes de uma enciclopédia. Aqui, longe dessa pretensão, o objetivo é uma descrição sucinta e representativa sobre o campo de estudos do magnetismo, buscando apresentar, de uma maneira fácil e bastante acessível, aspectos importantes desse assunto àqueles que se interessam por esse tema. Não há obviamente, nenhum aprofundamento de teor científico, haja visto que o texto é dirigido ao público em geral, sem restrição de embasamento de conteúdo técnico, especializado ou profissional.

No início, é apresentado um breve relato de registros sobre o magnetismo ao longo da linha do tempo, destacando marcos importantes sobre a história das descobertas desde tempos imemoriais. Busca-se delinear a evolução desse campo de estudos, com as valiosas contribuições que foram sendo agregadas ao longo dos últimos séculos por eminentes cientistas e estudiosos do passado. O magnetismo da Terra é um tema tratado à parte, onde a explicação da teoria atual para o campo terrestre é apresentada, após um relato conciso sobre as iniciativas do passado sobre esse assunto. Um relato conciso sobre o magnetismo cósmico é incluído, de maneira a destacar o aspecto onipresente do magnetismo nos corpos celestes, detectado em asteroides, estrelas, planetas, galáxias e nebulosas. Esse também é um assunto vastíssimo. Nesta modesta contribuição, busca-se providenciar uma leitura acessível a qualquer um que se interesse pelo tema do magnetismo, mesmo sem ter nenhum conhecimento aprofundado desse assunto.

Os materiais magnéticos representam hoje em dia um tema de pesquisa de grande importância, considerando as inovações tecnológicas que vêm surgindo num ritmo impressionante, nas mais variadas áreas de aplicação. Particularmente no campo da saúde, as perspectivas são animadoras, tanto em diagnósticos, quando em procedimentos terapêuticos. A nanotecnologia nos dias atuais tem propostas promissoras para tratamentos das enfermidades, desenvolvendo recursos inovadores e muito mais eficazes do que os procedimentos tradicionais utilizados até recentemente. Nesse sentido, as terapias magnéticas, sejam essas de campos estáticos ou oscilantes, têm um importante papel a desempenhar na sociedade atual, o que justifica intensificar os estudos para viabilizar o avanço dos métodos de diagnóstico, análise e tratamento para recuperação da saúde.

Os sofisticados recursos tecnológicos disponíveis nos dias atuais, sejam esses à nível de prospecção, medição, gravação de imagens e processamento de dados, tornam possível acelerar de modo significativo o conhecimento sobre a eficácia de um procedimento terapêutico, por exemplo, utilizando novos materiais, como sistemas nanoestruturados ou supramoleculares, projetados especificamente para uma determinada aplicação num tratamento de saúde. O tema é atual como nunca, e juntamente com os avanços da neurociência, as perspectivas são animadoras, e instigam um investimento mais significativo nas pesquisas sobre o comportamento magnético de novos materiais, em novas técnicas de produção e caracterização desses materiais, em nanomagnetismo, spintrônica (ou magnetoeletrônica), e no estudo sobre o efeito magnético sobre os seres vivos, como a magnetorecepção. Os resultados são promissores e os benefícios inestimáveis, e há muito a se conquistar com a evolução do conhecimento nesse importante campo de estudos.

Sumário

Capítulo 1

Breve História do Magnetismo

A observação do magnetismo no mundo natural e em materiais fabricados se perdem no tempo. Relatos antigos mencionam fragmentos de pedras que têm propriedades de atração e repulsão entre si. Plínio, o ancião (23-79 d.C.), um autor romano, naturalista e filósofo natural, comandante naval, militar do início do Império Romano, amigo do imperador Vespasiano, escreveu a enciclopédia *Naturalis Historia*, onde narra uma antiga lenda, de aproximadamente 900 a.C., sobre um pastor cretense com o nome de Magnés. Este, enquanto cuidava de ovelhas nas encostas do Monte Ida, percebeu que uma ponta de ferro em sua roupa, e os pregos de suas botas, eram atraídos para o chão. Ao escavar o solo, encontrou algumas rochas especiais, hoje conhecidas como o mineral magnetita.

Algumas rochas com propriedades de imantação são na verdade compostas de óxidos de ferro, fortemente magnéticos como a magnetita (Fe_3O_4), e são ímãs naturais. Outras têm origem extraterrestre, oriundas de meteoritos que caíram sobre a Terra desde a sua formação. Com a descoberta dos metais e a evolução da metalurgia, verificou-se que alguns também tinham propriedades de atração e repulsão entre si, e com rochas magnéticas. Há milênios atrás também era conhecida a propriedade de agulhas imantadas apontarem ao longo de uma direção específica, que, conforme posteriormente verificado, é aquela do polo magnético terrestre. Isso deu nascimento à bússola, cuja origem não é bem documentada, mas acredita-se que os antigos chineses, árabes e gregos estejam entre os seus criadores.

Na Grécia antiga, Tales de Mileto (624-546 a.C.), filósofo pré-socrático, matemático, engenheiro e astrônomo, considerado um dos sete sábios da época, apontava a água como sendo a origem de todas as coisas, i.e., esta era a "substância primordial". Apesar do fato de que nenhum manuscrito de Tales tenha sobrevivido ao tempo, sabemos de seus estudos através de relatos escritos por outros. À ele é atribuída a experiência de atritar o âmbar com pele animal, para observar a atração de pedaços de folhas secas e palha, por eletrização. O âmbar é uma resina usada na antiguidade para decoração, e era chamado de *elektron*. A origem do termo eletricidade está associada aos estudos de Tales sobre as experiências de eletrização por atrito.

As primeiras ideias sobre a natureza do magnetismo também são atribuídas a Tales, como a verificação experimental da propriedade do mineral magnetita de atrair ferro e outras rochas magnéticas. Eletricidade e magnetismo são ambas palavras com origem na Grécia antiga, utilizadas para descrever fenômenos naturais. Alguns relatos antigos atribuem ao poeta e filósofo romano do século I a.C., Tito Lucrécio Caro (98-55 a.C.), a constatação de que o termo *magneto* está associado a um minério contendo óxido de ferro magnético, encontrado na Magnésia, na Ásia Menor.

Na Grécia antiga, Sócrates (469-399 a.C.) era um eminente filósofo, considerado como um dos fundadores da escola filosófica ocidental, conhecido através dos relatos de seus alunos, Platão e Xenofonte, e de seu contemporâneo dramaturgo Aristófanes. Sobre a magnetita, Sócrates observou: "a pedra não apenas atrai anéis de ferro, mas lhes confere um poder semelhante de atrair outros anéis; e às vezes, se pode ver muitos pedaços de ferro e anéis, suspensos uns dos outros, formando uma cadeia longa, e todos eles derivam seu poder de suspensão da pedra original".

In 1269, o francês Pierre Pelerin de Maricourt (1214-1294) escreveu o manuscrito *Epistola Petri Peregrini de Maricourt ad Sygerum de Foucaucourt, militem, de magnete*, mais comumente conhecido por *Epistola de magnete*, ("Letter on the Magnet"), onde relata seus estudos sobre magnetismo e as leis da atração magnética que observou experimentalmente.[1] Pelerin descreveu dois tipos de bússola, uma onde uma pedra de magnetita oval flutuava em água, e outra onde uma agulha magnética girava montada num pivô. Pelerin considerava que as bússolas apontavam realmente para o norte verdadeiro. Observou ainda que um ímã dividido em dois pedaços cria novos ímãs, ou seja, os polos magnéticos não podem ser separados.

Já no século XVI, o inglês William Gilbert (1540-1603) é reconhecido como o primeiro a investigar sistematicamente o fenômeno do magnetismo terrestre, usando métodos científicos. Em seu livro *De Magnete, Magneticisque Corporibus, et de Magno Magnete Tellure*, publicado em 1600, Gilbert descreve seus experimentos com ímãs, discute o comportamento da agulha de uma bússola, e apresenta sua *terella*, uma pequena esfera magnetizada paralelamente ao eixo de rotação, que ele utilizou para modelar as propriedades magnéticas da Terra. Até então havia uma lenda antiga, carregada de misticismo, sobre a existência de uma ilha magnética misteriosa, ao norte do planeta, chamada *Polaris*.

Gilbert era médico da corte da rainha Elizabeth I, e nos seus estudos experimentais, sobre eletricidade e magnetismo, conseguiu provar ainda que muitas subs-

---

[1] Edward Grant, "Peter Peregrinus," Dictionary of Scientific Biography (New York: Scribners, 1975), 10: 532. Ron B. Thomson, "Peter Peregrinus," Medieval Science, Technology and Medicine. An Encyclopedia, ed. Thomas Glick et al. (New York and London: Routledge, 2005), pp. 388-389.

tâncias têm propriedades elétricas, ao perceber a propriedade atrativa entre pequenos objetos leves, eletrizados por atrito. Ele porém acreditava que a força atrativa da gravidade era um fenômeno semelhante ao magnetismo, e era também a responsável por manter a Lua em órbita ao redor da Terra. Seus estudos influenciaram muitos estudiosos da época. Entre eles estava o astrônomo alemão Johannes Kepler (1571-1630), autor das leis do movimento planetário, publicadas em seu livro *Harmonices Mundi*. Por sua vez, Gilbert reconheceu a influência sobre seus trabalhos dos experimentos do francês Pierre Pelerin de Maricourt (1214-1294).

Hoje sabemos da interligação entre eletricidade e magnetismo, mas durante muito tempo o conhecimento sobre eletricidade e magnetismo evoluiu de maneira distinta, como fenômenos separados e sem nenhuma relação entre si. As descobertas foram se acumulando ao longo do tempo, na medida em que observações de eventos naturais e experiências foram sendo realizadas. Antes, só havia um conhecimento empírico, sem nenhum embasamento teórico capaz de explicar os fenômenos observados de forma consistente. A ausência de equipamentos apropriados dificultava muito a pesquisa experimental.

Um dos primeiros dispositivos elétricos a ser construído é um capacitor, conhecido como o frasco de Leyden, elaborado de maneira independente, em 1745, pelo físico holandês Pieter van Musschenbroek (1692-1761), da Universidade de Leyden, e pelo jurista alemão, clérigo luterano e físico, Ewald Georg von Kleist (1700-1748), da Pomerânia.[2] O frasco original era um jarro de vidro com água, com um fio metálico ligando a tampa até a água. O frasco era carregado eletricamente ao colocar o fio em contato com um dispositivo elétrico.

Um dispositivo semelhante havia sido descrito um pouco antes pelo alemão Ewald Georg von Kleist, em 11 de outubro de 1745, que comunicou sua descoberta a um grupo de cientistas em Berlim, e a notícia foi transmitida de modo confuso para a Universidade de Leyden na Holanda, onde a garrafa foi minuciosamente investigada. A partir daí, esta ficou conhecida como garrafa de Leyden.[3] Esta era um dispositivo que permitia armazenar cargas elétricas. Posteriormente, se descobriu que a água não era necessária, e que bastava cobrir as paredes interna e externa da garrafa com uma folha metálica, estando a folha interna em contato com o fio metálico. Esse dispositivo possibilitou uma grande evolução nos estudos sobre eletricidade, ao viabilizar o armazenamento de cargas elétricas para realizar experiências as mais diversas.

Em 1700, o americano Benjamin Franklin (1706-1790), jornalista, editor, autor, filantropo, político, cientista, diplomata e inventor, realizou vários experi-

---

[2]Electrostatics. Encyclopædia Britannica, 11th Ed. 9. The Encyclopædia Britannica Co. 1910. 246 páginas. Consultado em 28 de agosto de 2019

[3]Edwin J. Houston (1905). Electricity in Every-day Life. [S.l.]: P. F. Collier & Son.

mentos em eletricidade, onde utilizou a garrafa de Leyden.[4] Franklin anunciou haver identificado dois tipos de carga elétrica, que ele chamou de positiva e negativa, o que originava dois tipos de forças elétricas, uma atrativa e outra repulsiva.

Na mesma época, o médico e cientista inglês William Watson (1715-1787) também realizou experimentos em eletricidade usando a garrafa de Leyden, e propôs igualmente a existência de dois tipos de eletricidade. Contudo, Watson reconheceu que a mesma teoria havia sido desenvolvida de forma independente e ao mesmo tempo por Benjamin Franklin. Mais tarde, ambos tornaram-se aliados em assuntos científicos e políticos.[5]

Franklin observou que um "fluido elétrico"pode penetrar livremente nos materiais, e este não pode ser criado nem destruído. Ao atritar dois corpos, há uma troca de cargas elétricas entre eles de forma a eletrizá-los. À Franklin e Watson se deve o princípio da conservação de carga elétrica, i.e., num sistema isolado a quantidade total de carga é constante. Relata-se que, durante uma tempestade em 1752 Franklin empinou uma pipa com uma ponta de metal, ligada por um fio condutor à uma chave metálica, pendurada na linha. Essa experiência lhe permitiu a constatação de que o

---

[4]New-England Courant Newspaper - contribution of Benjamin and James Franklin Enciclopédia Britânica.

[5]Watson, Sir William, Oxford Dictionary of National Biography 2004-2005.

raio é uma descarga elétrica das nuvens.

Em 1750, John Michell (1724-1793), um filósofo e clérigo inglês, publicou em Cambridge um livro intitulado *A Treatise of Artificial Magnets*, considerado então como o primeiro texto sobre fabricação de ímãs de aço, superiores aos melhores ímãs naturais. Além disso, inventou um aparelho para medir a massa da Terra, e é considerado o primeiro a sugerir que terremotos viajam em ondas. Michell é reconhecido como o pai da sismologia e da magnetometria.

No século XVIII, Joseph Priestley (1733-1804), foi um filósofo, químico, gramático inovador, educador e político liberal, que publicou mais de 150 obras. Em 1767 publicou *The History and Present State of Electricity*, uma obra de 700 páginas, onde relata a história do estudo da eletricidade até 1766, e apresenta uma descrição das teorias contemporâneas sobre eletricidade, com sugestões para pesquisas futuras. Priestley foi um dos primeiros a sugerir que a força elétrica seguia uma lei do inverso do quadrado, similar à lei da gravitação universal, originalmente formulada pelo físico inglês Isaac Newton (1643-1727), publicada em 1687 em seu famoso livro *Philosophiae Naturalis Principia Mathematica*, onde foram apresentadas ainda as leis da dinâmica dos corpos em movimento, que representam os fundamentos da mecânica clássica.

Uma formulação precisa da lei da eletrostática foi apresentada pela primeira vez em 1783, pelo físico francês Charles-Augustin de Coulomb, conhecida como a Lei de Coulomb, que descreve a interação eletrostática entre partículas eletricamente carregadas. Essa lei estabelece que o módulo da força entre duas cargas elétricas puntiformes é diretamente proporcional ao produto das cargas, e inversamente proporcional ao quadrado da distância que as separa. Essa força pode ser atrativa ou repulsiva, dependendo do sinal. Cargas de mesmo sinal se repelem, e de sinais contrários se atraem.

Ainda no século XVIII, o italiano Luigi Galvani (1737-1798), médico, físico, biólogo e filósofo, descobriu a eletricidade animal, e é reconhecido como o pioneiro no estudo do bioeletromagnetismo, uma nomenclatura que se refere aos fenômenos elétricos, magnéticos ou eletromagnéticos que ocorrem no âmbito dos organismos vivos. Em 1780, ele observou que os músculos das pernas de rãs se contraíam quando atingidos por uma fagulha elétrica. Realizou ainda vários experimentos que culminaram no desenvolvimento do conceito de voltagem e na invenção da bateria.[6]

Em 1799, o físico e químico italiano Alessandro Giuseppe Antonio Anastasio Volta (1745-1827) inventou a pilha voltaica, e é creditado como o inventor da bateria elétrica. Esta era feita de folhas de cobre e zinco, separadas por feltro embebido em uma solução ácida. Ele também é o descobridor do gás metano. Volta demonstrou assim que a eletricidade poderia ser

---

[6]"The Dictionary of Scientific Biography", by Charles Coulston Gillispie.

gerada quimicamente, o que levou a um grande avanço nos estudos sobre a eletricidade, e particularmente da eletroquímica, ao permitir a construção e utilização de pilhas e baterias nas pesquisas experimentais como fonte de corrente elétrica contínua.[7]

Em 1820 o físico e químico dinamarquês Hans Christian Ørsted (1777-1851) observou que uma corrente elétrica é capaz de desviar a agulha de uma bússola. Isso é considerado como a primeira constatação experimental de uma interligação entre fenômenos elétricos e magnéticos. A primeira análise desse fenômeno foi apresentada ainda no mesmo ano pelos físicos franceses Jean-Baptiste Biot (1774-1862) e Félix Savart (1791-1841), que formularam uma lei que descrevia matematicamente o campo magnético produzido por uma distribuição de correntes elétricas.[8]

Pouco depois, André-Marie Ampère (1775-1836), um físico e matemático francês, se dedicou a esboçar uma teoria para explicar a conexão entre eletricidade e magnetismo. Em 1825, Ampère conseguiu demonstrar teoricamente que dois fios paralelos, transportando correntes elétricas dentro de um campo magnético aplicado perpendicularmente à estes, podem se atrair ou repelir mutuamente, dependendo se a direção da corrente elétrica nos fios é a mesma, ou contrária. Esse

---

[7]Manchester Community College Lee, E. W.:Magnetism, An Introductory Survey, Dover Publications Inc. (1970).

[8]Whittaker, E. T, A History of the Theories of Aether and Electricity, 1910.

trabalho lançou a base para os fundamentos da eletrodinâmica. Ampère desenvolveu então matematicamente um princípio para descrever as observações experimentais sobre isso até então, o que ficou conhecido como a lei de Ampère.

Em 1827 Ampère publicou sua obra-prima *Mémoire sur la théorie mathématique des phénomènes électrodynamiques uniquement déduite de l'experience* (Memória sobre a teoria matemática dos fenômenos eletrodinâmicos, exclusivamente deduzida da experiência), onde lança as bases da eletrodinâmica. Ele ainda inventou o solenoide e o telégrafo elétrico. Uma convenção internacional, assinada em 1881, estabeleceu o ampère como uma unidade padrão de corrente elétrica.[9]

Em 1826,o físico e matemático alemão Georg Simon Ohm (1789-1854) realizou estudos sobre correntes elétricas em diferentes materiais. Ao observar a geração de calor e as diferentes propriedades dos materiais na condução elétrica, identificou a resistência elétrica como uma importante característica de cada condutor, e estabeleceu uma relação, depois chamada de Lei de Ohm, onde definiu a razão entre voltagem e corrente elétrica como sendo a resistência elétrica dos materiais.

O primeiro uso prático da eletricidade veio com a introdução do telégrafo elétrico, pelo inventor, físico e

---

[9]ENCYCLOPÆDIA BRITANNICA, written by: J.B. Shank. https://www.britannica.com/biography/Andre-Marie-Ampere.

pintor americano Samuel Finley Breese Morse (1791-1872). Este ganhou fama e renome internacionais pelo desenvolvimento do código Morse e do telégrafo com fios em 1844, o que permitiu um impulso considerável na comunicação à longas distâncias. A invenção do telefone é atribuída ao escocês Alexander Graham Bell (1847-1922), cientista, inventor e fundador da companhia telefônica Bell. Entretanto, o verdadeiro inventor é apontado como o italiano Antonio Meucci (1808-1889), que vendeu o protótipo do aparelho a Bell, em 1870. Em 1850 o físico alemão Thomas Seebeck descobriu o efeito termoelétrico, ao observar a produção de uma pequena corrente elétrica, após aquecer a junção de dois fios de materiais diferentes.

Um impulso considerável na ciência do eletromagnetismo veio quando da descoberta da indução eletromagnética, em 1831, pelo inglês Michael Faraday (1791-1867). Ao mover uma bobina condutora num campo magnético, Faraday observou a geração de uma corrente elétrica induzida na bobina, e percebeu enfim que na verdade, o que importa é a variação da quantidade de fluxo magnético interceptado pela bobina. Essa descoberta representa o impulso que faltava na compreensão da geração de energia por indução eletromagnética, e nos deu a receita de como extrair eletricidade de forma eficiente via geradores de indução, assim como o princípio da construção de motores elétricos. A partir de então, teve início uma grande revolução na geração de eletricidade à nível comercial, e na construção de motores e geradores elétricos cada vez mais aperfeiçoados.

A pilha seca, que é a pilha comum, foi inventada pelo engenheiro francês Georges Leclanché, em 1866, e atualmente esta é amplamente utilizada nos equipamentos portáteis. Esta consiste basicamente de um cilindro de zinco, que funciona como anodo, e um bastão de grafite, como catodo, coberto por uma camada de dióxido de manganês (um forte agente oxidante), carvão em pó e uma pasta úmida contendo cloreto ou sulfato de amônio e cloreto de zinco. Esta não pode ser recarregada, e cessa seu funcionamento quando se esgota o dióxido de manganês.

O engenheiro eletricista belga Zénobe Théophile Gramme (1826-1901) inventou em 1869 a *Máquina de Gramme*, um dínamo, i.e., um dispositivo que converte energia mecânica em energia elétrica com tensão contínua de maneira eficiente. Em 1871, Gramme descobriu que o dispositivo era reversível, e assim, quando ligado a uma fonte de corrente contínua, funcionava como um motor. A *Máquina de Gramme* veio a ser o primeiro motor elétrico potente usado com sucesso na indústria. Em 1872, a Siemens e Halske de Berlim introduziram uma versão melhorada do gerador do Gramme.

Uma evolução importante no motor e gerador elétricos foi introduzida por Thomas Alva Edison (1847-1931), inventor e empresário americano, reconhecido como o maior inventor da América, com 1093 patentes. Edison desenvolveu vários dispositivos como o fonógrafo, a câmera cinematográfica, a lâmpada elétrica, a geração contínua de energia elétrica, a comunicação em massa, e a gravação de sons e filmes. Edison produziu a versão comercial da lâmpada elétrica, em 21 de outubro de 1879, para competir com a luz a gás, e em 17 de dezembro de 1880 fundou a *Edison Illuminating Company*. Logo depois patenteou um sistema comercial de distribuição de eletricidade, que se tornou a primeira concessionária de energia elétrica. Em 4 de setembro de 1882, na Pearl Street Station, em Nova York, Edison inaugurou o sistema de distribuição de energia elétrica em Manhattan, que fornecia 110 volts de corrente contínua.

O sérvio Nikola Tesla (1856-1943) foi um cientista e inventor com trabalhos de grande impacto nas engenharias elétrica, mecânica e eletrotécnica, conhecido por várias contribuições revolucionárias no campo do electromagnetismo, no final do século XIX. Tesla estudou engenharia elétrica na Universidade de Praga, até o terceiro ano. Nos anos 1880 trabalhou na França, e depois nos Estados Unidos, onde inicialmente foi assistente de Thomas A. Edison. Mais adiante, acabou sendo contratado pela Westinghouse para desenvolver uma linha de transmissão elétrica. As patentes de Tesla e seus estudos sobre eletricidade lançaram as bases dos modernos sistemas de geração e potência eléctrica em corrente alternada (ac), incluindo o motor de indução polifásico em 1883, e a distribuição de energia via corrente alternada.[10] Além de seus importantes trabalhos em eletromagnetismo e engenharia elétrica, Tesla contribuiu ainda para o desenvolvimento da robótica, do controle remoto, do radar e da ciência computacional, e foi ainda pioneiro na pesquisa da alimentação elétrica à distância, sem fios.

George Westinghouse Jr. foi um rico industrial e engenheiro americano na Pensilvânia, inventor do freio a ar ferroviário, empresário pioneiro na indústria de eletricidade e fundador da *Westinghouse Air Brake Company*, em 1869. Westinghouse conseguiu o contrato para construir os primeiros geradores elétricos em *Niagara Falls*, e comprou várias patentes de dispositivos elétricos, inclusive os direitos de patente do sistema polifásico de corrente alternada de Tesla, em 1885. Em 1882 surgiu a primeira estação de geração de energia elétrica para atender consumidores privados, e o Viaduto de Holborn, em Londres, recebia 60 kW. No mesmo ano, em Brighton na Inglaterra, teve início o primeiro suprimento público, e no Crystal Palace em Londres foi feita a primeira demonstração pública de iluminação elétrica. A Central Electric of Pearl Street, em Nova York, foi a primeira estação registrada na América em 1882. Na Europa, uma das primeiras linhas de transmissão foi construída entre Miesbach e Munique, na Alemanha, em 1882.

Uma conquista formidável no conhecimento sobre

---

[10]Seifer, Marc (1996). Wizard: The Life and Times of Nikola Tesla; Biography of a Genius.

eletromagnetismo foi alcançada em meados do século XIX, quando da formulação completa da teoria eletromagnética clássica, realizada pelo físico e matemático escocês James Clerk Maxwell (1831-1879), que reuniu pela primeira vez e na mesma teoria, os campos da eletricidade, magnetismo e óptica.[11] As assim chamadas equações de Maxwell foram publicadas originalmente em um artigo dividido em quatro partes, intitulado *On Physical Lines of Force* (Sobre as linhas físicas de força), publicado entre 1861 e 1862.[12] Sua obra magna é considerada o *Treatise on Electricity and Magnetism*, publicado em 1873, que resumiu toda a teoria conhecida até aquela época sobre eletromagnetismo, incluindo suas próprias contribuições, como a sua correção da lei de Ampère, introduzindo o conceito de corrente de deslocamento, e a descrição da natureza eletromagnética da luz.

O físico americano Richard Feynman (1918-1988) escreveu que, "a partir de uma visão de longo prazo da história da humanidade, vista a partir de, digamos, dez mil anos, não resta dúvida de que, o mais significativo evento do século XIX, será julgado como a formulação de Maxwell das leis da eletrodinâmica. A Guerra Civil Americana vai empalidecer em insignificância provincial em comparação com este importante evento

---

[11]Bruce J. Hunt (1991) The Maxwellians.

[12]Flood, Raymond; McCartney, Mark; Whitaker, Andrew (2014). James Clerk Maxwell: Perspectives on his Life and Work (1st ed.). Oxford: Oxford University Press. ISBN 9780199664375.

científico da mesma década".[13]

As quatro equações de Maxwell incluem a lei de Gauss da eletrostática, a lei de Gauss do magnetismo, a lei de Ampère com a sua correção, e a lei de Faraday. Posteriormente, suas equações foram reformuladas pelo engenheiro eletricista, matemático e físico inglês Oliver Heaviside (1850-1925), que utilizou um formalismo de cálculo vetorial mais moderno e compacto. Albert Einstein escreveu "os físicos levaram algumas décadas para entender o significado da descoberta de Maxwell, tão ousado foi o salto que seu gênio realizou sobre as concepções de seus colegas de trabalho (Science, 24 de maio de 1940)".

A ideia de que a matéria é composta por pequenos corpúsculos é bastante antiga, e remonta à Grécia antiga. A palavra átomo tem origem grega, e significa o indivisível, e foi cunhada pelos filósofos gregos pré-socráticos Leucipo e seu discípulo Demócrito (460 -370 a.C.).[14] Esse conceito foi sendo aprimorado posteriormente por diversos filósofos e pensadores. No século XVII, ambos o químico irlandês Robert Boyle (1627-1691), e o físico inglês Isaac Newton (1642 - 1727), defendiam o atomismo, que passou então a ser aceito pela comunidade científica da época.

---

[13]Crease, Robert (2008) The Great Equations: Breakthroughs in Science from Pythagoras to Heisenberg, page 133.

[14]Pullman, Bernard (1998). The Atom in the History of Human Thought. Oxford, England: Oxford University Press. pp. 31-33. ISBN 978-0-19-515040-7. https://en.wikipedia.org/wiki/Atomic-theory.

No século XIX, o químico, físico e meteorologista inglês John Dalton (1766-1844) introduziu a teoria atômica na química. Sua primeira discussão extensa sobre essa teoria foi publicada em 1808, no *A new system of chemical philosophy*, e é considerada como a primeira tentativa completa de descrever a matéria em termos de átomos e suas propriedades.[15] Dalton se baseou em duas leis sobre reações químicas do final do século XVIII, a lei da conservação da massa, de Antoine Lavoisier (1743-1794), que afirma que a massa total em uma reação química permanece constante[16], e a lei de proporções definidas do químico francês Joseph Louis Proust (1754-1826), que estabelece que se um composto é decomposto em seus elementos químicos constituintes, então as massas dos constituintes sempre terão as mesmas proporções em peso, independentemente da quantidade ou fonte da substância original.[17]

Em 1890, o físico alemão Heinrich Hertz (1857-1894), ao realizar estudos em um tubo de vácuo, confirmou a existência de ondas eletromagnéticas, o que lançou as bases para o desenvolvimento do rádio, do telefone, do telégrafo e da TV. No final do século XIX,

---

[15]https://en.wikipedia.org/wiki/John-Dalton.

[16]Weisstein, Eric W. "Lavoisier, Antoine (1743-1794)". scienceworld.wolfram.com

[17]Proust, Joseph Louis. "Researches on Copper", excerpted from Ann. chim. 32, 26-54 (1799) [as translated and reproduced in Henry M. Leicester and Herbert S. Klickstein, A Source Book in Chemistry, 1400–1900 (Cambridge, Massachusetts: Harvard, 1952)]. Retrieved on August 29, 2007.

e início do século XX, o físico alemão Albert Einstein (1879-1955), reconhecido como um dos maiores gênios da ciência, desenvolveu a teoria da relatividade, explicou o efeito fotoelétrico e o movimento browniano, entre várias outras importantes contribuições científicas, e que deram um passo fundamental no desenvolvimento da teoria quântica moderna.

O elétron foi descoberto pelo físico inglês Joseph J. Thomson (1856-1940), em 1897, quando estudava as propriedades do raio catódico. Thomson ganhou o Prêmio Nobel em 1906, por descobrir que o elétron é uma das partículas elementares. Um fato interessante é que seu filho, George P. Thomson (1892-1975), também ganhou o Prêmio Nobel, em 1937, por demonstrar as propriedades ondulatórias do elétron. O elétron é uma partícula fundamental (ou elementar) da natureza, i.e., uma partícula subatômica sem estrutura interna, e portanto, não é composta de outras partículas.[18] Existem dois tipos de partículas elementares, os férmions (quarks, leptons, antiquarks e antileptons), ou "partículas de matéria", e os bósons (bósons de calibre e bóson de Higgs), ou "partículas de antimatéria", também chamadas "partículas de força", que intermedeiam as interações entre os férmions. Uma partícula é dita composta quando é formada por mais de uma partícula

---

[18]Sylvie Braibant; Giorgio Giacomelli; Maurizio Spurio (2012). Particles and Fundamental Interactions: An Introduction to Particle Physics (2nd ed.). Springer. pp. 1–3. ISBN 978-94-007-2463-1.

elementar.

Em 1911, o físico neozelandês Ernest Rutherford (1871-1937) foi pioneiro em apontar que os átomos têm toda a sua carga positiva concentrada em um núcleo muito pequeno. Após realizar a primeira reação nuclear artificialmente induzida, em 1917, bombardeando núcleos de nitrogênio com partículas alfa, observou a emissão de uma nova partícula formada por um núcleo de um átomo de hidrogênio. Em 1917 Rutherford anunciou que o núcleo de hidrogênio também está presente em outros núcleos, o que é descrito como a descoberta do próton.[19] Finalmente, em 1920, este foi chamado de próton, por Rutherford.[20] O nêutron foi descoberto em 1932, pelo físico britânico James Chadwick (1891-1974) .

A teoria quântica de campos do eletromagnetismo é a chamada Eletrodinâmica Quântica (ou QED), que descreve todos os fenômenos envolvendo interações de partículas eletricamente carregadas por meio da força eletromagnética. Esta teve sua formulação pioneira apresentada na década de 1920 pelo físico inglês Paul A. M. Dirac (1902-1984), e foi posteriormente desenvolvida com os trabalhos do físico japonês Sin-Itiro Tomonaga (1906-1979), e dos físicos americanos Ju-

---

[19]Petrucci, R.H.; Harwood, W.S.; Herring, F.G. (2002). General Chemistry (8th ed.). p. 41.

[20]Rutherford, Ernest (1911). "The Scattering of α and β Particles by Matter and the Structure of the Atom"(PDF). Philosophical Magazine. 21 (4): 669. Bibcode:2012PMag.92.379R. doi:10.1080/14786435.2011.617037.

lian S. Schwinger (1918-1994) e Richard P. Feynman (1918-1988).

Após o advento da teoria quântica moderna, os prótons e nêutrons não são mais considerados como partículas elementares, e sim como partículas compostas por *quarks up* e *quarks down*, sendo estas, partículas elementares. Na visão atual, toda a matéria é composta de férmions, que existem em dois tipos: léptons e quarks. Os léptons têm seis variedades diferentes: elétron, elétron-neutrino, muon, muon-neutrino, tau e o tau-neutrino. O elétron e o elétron-neutrino têm a menor massa, e o tau e tau-neutrino são os mais pesados. O elétron, o muon e o tau têm carga negativa, e os neutrinos têm carga neutra. Os quarks também têm seis tipos (ou "sabores"): *Up, Down, Charm, Strange, Top* e *bottom*.[21]

O quark *Up* tem a massa mais leve, e o quark *Bottom* é o mais pesado. Os quarks *Up, Charm* e *Top* têm carga positiva de 2/3, e os quarks *Down, Strange* e *Bottom* têm carga negativa de -1/3. Todos os quarks e léptons têm suas partículas equivalentes com cargas opostas, chamadas de antipartículas. As quatro interações fundamentais da natureza, intermediadas pelos bósons, são: a gravitacional (para partículas com massa), a eletromagnética (para partículas com carga), a força nuclear forte (para os quarks) e a força nuclear fraca (para elétrons e neutrinos).

---

[21]R. Nave. "Quarks". HyperPhysics. Georgia State University, Department of Physics and Astronomy. Retrieved 2008-06-29.

A descrição cronológica apresentada aqui destaca apenas alguns marcos fundamentais na evolução do nosso conhecimento sobre o magnetismo e eletricidade, que culminaram na elaboração de uma teoria completa do eletromagnetismo clássico. Estão listadas acima algumas importantes descobertas, oriundas tanto do esforço individual quanto coletivo, de toda uma comunidade de eminentes cientistas e estudiosos ao longo do tempo, de acordo com relatos e registros colecionados pela academia mundial. Essas contribuições certamente contaram com o envolvimento de milhares de auxiliares anônimos, que dedicaram sua vida e esforços, para apoiar e veicular o desenvolvimento científico da humanidade.

Capítulo 2

O Magnetismo da Terra

Ímãs naturais e artificiais são facilmente encontrados hoje em dia numa grande variedade de artefatos e dispositivos utilizados em nosso cotidiano, sejam esses, tanto sofisticados equipamentos da indústria quanto objetos do ambiente doméstico. Todo ímã tem dois polos magnéticos, norte (N) e sul (S). Polos iguais se repelem, e polos diferentes se atraem. Estes nunca podem ser separados, e quando quebramos um ímã em duas partes, cada pedaço mantém os dois polos N e S. A tendência de uma agulha imantada de se alinhar ao longo da direção norte-sul foi registrada pelos chineses há mais de 2000 anos atrás, o que levou à invenção da bússola magnética. Essa descoberta permitiu uma grande evolução das técnicas de viagens marítimas, o que viabilizou o início do período das grandes navegações no passado que levaram à rápida expansão territorial do mundo conhecido nas cartas de navegação.

A história do geomagnetismo está relacionada à história da navegação utilizando bússolas, aos estudos do campo magnético pré-histórico (arqueomagnetismo e paleomagnetismo), e às hipóteses aventadas para explicar a formação e evolução das placas tectônicas. Apesar do magnetismo terrestre ser conhecido de longa data, o conhecimento neste assunto se desenvolveu muito lentamente. Os registros mais antigos apontam que a direção horizontal do campo magnético da Terra foi medida primeiramente no século IV a.C. A direção vertical foi medida pela primeira vez somente no século XVI.[1] A intensidade do campo terrestre só foi medida no século XIX, quando o avanço do conhecimento permitiu uma abordagem mais analítica dos fenômenos magnéticos.

Em 1088, o chinês Shen Kuo (1031–1095) apresentou uma descrição da bússola de agulha magnética, que seria usada para navegação.[2] Kuo descobriu o conceito do norte verdadeiro, em termos da declinação magnética em direção ao polo norte. Ao realizar experiências com agulhas magnéticas suspensas, observou a correção do meridiano, determinada pela medida da distância entre a estrela polar e o norte verdadeiro. A bússola

---

[1] Good, Gregory A. (1999). "Geomagnetic Theories from 1800 to 1900". Geosciences Memory Online: The Geophysics History Project. American Geophysical Union.

[2] John Makeham (2008). China: The World's Oldest Living Civilization Revealed. Thames & Hudson. p. 239. ISBN 978-0-500-25142-3.

magnética parece ter chegado à Europa no século XII, e logo tornou-se valiosa para a navegação marítima. O inglês Alexander Neckam (1157-1217) foi um estudioso da história natural, professor e teólogo, cujo nome está principalmente associado à ciência náutica.[3] Em seus livros de 1190, *De utensilibus* e *De naturis rerum*, Neckam descreveu suas observações detalhadas sobre a bússola como guia para os marinheiros.

Foi preciso algum tempo até a confirmação definitiva de que o polo magnético, para o qual uma bússola aponta, não coincide necessariamente com o norte geográfico verdadeiro. O ângulo horizontal entre as duas direções sobre a superfície da Terra é conhecido como declinação, e parece que os chineses no passado também sabiam que esse ângulo varia com o tempo. No século XVI, Robert Norman, um marinheiro britânico e fabricante de bússolas e hidrogramas, aprofundou o conceito de inclinação magnética, isto é, o desvio do campo magnético da Terra em relação à vertical, que já havia sido esboçado por Georg Hartman em 1541, e descreveu um método para medir seu ângulo.[4,5]

---

[3]Thomas F. Glick, Steven John Livesey, Faith Wallis (eds.), eds. (2005). "Alexander Neckam". Medieval science, technology, and medicine: an encyclopedia. Routledge encyclopedias of the Middle Ages. New York: Routledge. pp. 366–67. ISBN 978-0415969307.

[4]Charles Murray (2003). Human Accomplishment (First ed.). p. 176.

[5]Robert Norman,The New Attractive: Showing the Nature, Property, and Manifold Virtues of the Loadstone (1720) . First

No seu livro *De Magnete*, publicado em 1600, o inglês William Gilbert apresentou uma descrição com base científica para explicar o comportamento da bússola, e relatou vários experimentos em magnetismo. Proveu ainda detalhes sobre as duas componentes da direção do campo magnético terrestre, descrevendo declinação e inclinação. Por volta de 1603, o francês Guillaume le Nautonier (1560-1620), matemático, astrônomo e geógrafo real da corte de Henrique IV, publicou uma teoria rival sobre o campo da Terra.[6] Em seu livro *Mécometrie de l'eymant* (Medição da longitude com um imã), discordou da hipótese de Gilbert de que a Terra era magnetizada paralelamente ao seu eixo rotacional, e propôs um modelo de dipolo inclinado, o que está de acordo com os dados atuais.

A agulha de uma bússola é um ímã, que pode gerar livremente em torno de um eixo. Assim, esta busca se alinhar com as linhas do campo magnético terrestre. Numa bússola de declinação, a agulha magnética pode girar em torno de um eixo vertical, perpendicularmente à superfície da Terra. Assim, a agulha aponta indicando a direção do polo magnético S terrestre, oposto ao polo N da agulha. É como se a Terra fosse um grande ímã também com dois polos, N e S. O polo N da agulha da bússola então aponta na direção do polo

---

published in 1581. ISBN 978-1437289473.

[6]Mioara Mandea, Pierre-Noël Mayaud, Guillaume Le Nautonier, un précurseur dans l'histoire du géomagnétisme [archive], Revue d'histoire des sciences, 2004,57,1, pp. 161-174.

magnético S da Terra, que fica próximo (não coincide exatamente) ao polo norte geográfico. O polo sul geográfico da Terra é então um polo norte magnético. O assim chamado polo norte é na verdade um polo magnético S. O curioso é que ambos os polos geográficos não coincidem exatamente com os polos magnéticos. A declinação magnética é a medida do ângulo formado entre a direção indicada pelo norte magnético da agulha da bússola e o norte geográfico. O geomagnetismo é a área da ciência que se ocupa do estudo do campo magnético terrestre.

Numa bússola de inclinação, a agulha magnética gira em torno de um eixo horizontal, o que permite determinar a orientação da componente vertical local do campo magnético terrestre. A inclinação magnética é dada pelo ângulo feito com a horizontal pelas linhas do campo magnético da Terra, que varia de um lugar para outro. Este também é chamado de ângulo de mergulho. Um ângulo positivo indica que o campo magnético da Terra aponta inclinado para dentro da Terra num certo local, enquanto que um ângulo negativo indica que o campo local aponta para cima, saindo do chão. Dessa maneira, no polo norte o ângulo de mergulho é de 90°. Uma medição mais precisa pode ser feita utilizando um instrumento mais aprimorado, conhecido como círculo de imersão.

A utilização conjunta das duas bússolas, de declinação e inclinação, permite assim a determinação precisa da orientação do campo magnético da Terra num ponto específico da superfície. Uma bússola de azimute tem viseiras de altura desiguais, permitindo a observação de objetos acima do horizonte. As linhas de campo nos dão um mapa da configuração espacial do campo magnético, e permitem assim visualizar, de maneira fácil, as regiões onde o campo é mais intenso. Duas linhas nunca se cruzam, e a reta tangente à uma linha nos dá a direção na qual o campo magnético aponta. A densidade de linhas, ou seja, a quantidade de linhas por unidade de área perpendicular à direção destas, indica a intensidade de campo magnético. Quanto mais linhas por unidade de área, mais intenso é o campo. As linhas de campo têm uma orientação bem definida. Num ímã, as linhas entram no polo sul, e saem do polo norte.

A busca pela localização dos polos da Terra vem de longa data, mas as primeiras expedições que assumiram de fato essa empreitada tiveram início no século XX. O pioneiro a alcançar o polo sul, na região Antártica, foi o explorador norueguês Roald E. G. Amundsen (1872 -1928) em 14 de dezembro de 1911. Em 1906 liderou a primeira expedição para tentar atravessar a passagem do noroeste, ao norte do Canadá, que liga os oceanos Atlântico e Pacífico. Ele foi o primeiro a sobrevoar o polo norte, em 1926 num dirigível, mas em 1928 desapareceu num voo de hidroavião. Os primeiros exploradores do polo norte estavam em busca da passagem do noroeste, que seria uma importante rota comercial através do Ártico. Estima-se também que ali haja grandes reservas de petróleo e gás.

As primeiras tentativas de alcançar o polo norte começaram no século XVIII, em 1755, quando o Parlamento Britânico ofereceu uma recompensa ao primeiro navio que chegasse a $1°$ do polo. Contudo, foi apenas em 1908 que o americano Frederick A. Cook (1865-1940), explorador, médico e etnógrafo, afirmou ter alcançado o polo norte, em 21 de abril.[7] Sua expedição descobriu a Ilha Meighen, a única descoberta de uma ilha no Ártico por uma expedição americana. Mas outro americano, Robert E. Peary, contestou tal alegação, desacreditando Cook. Peary, liderando uma equipe de 24 homens, 19 trenós e 133 cães de trenó, alcançou o polo norte em 6 de abril de 1909.

O interessante é que, como o campo magnético da Terra não é exatamente simétrico, os polos magnéticos N e S não são diametralmente opostos, ou seja, uma linha reta traçada de um para o outro não passa exatamente pelo centro geométrico da Terra. O polo norte não é o lugar mais frio da Terra; este se encontra na Antártica, na região sul. O lugar mais frio do hemisfério norte está em Verhoyansk, uma aldeia no nordeste da Sibéria, que registrou temperaturas de $-70°C$. O polo magnético S é um ponto errante na superfície do hemisfério norte da Terra, onde o campo magnético do planeta aponta verticalmente para baixo. Esse ponto se move com o tempo devido a mudanças no núcleo

---

[7]True North: Peary, Cook, and the Race to the Pole Paperback – February 17, 2006 by Bruce Henderson.

magnético da Terra.[8] Em 2001, este foi determinado pelo Serviço Geológico do Canadá como estando localizado à oeste da Ilha Ellesmere, ao norte do Canadá, a $81,3^o$ N e $110,8^o$ W. E em 2005, o polo magnético N estava a 2.835 km de distância do polo sul geográfico, enquanto o polo magnético S estava a 890 km do polo norte geográfico, i.e., situava-se em $83,1^o$ N e $117,8^o$ W.

Os registros das últimas décadas indicam as seguintes localizações para o polo magnético S: $81,3^o$ N e $110,8^o$ O em 2001; $82,3^o$ N e $113,4^o$ O em 2004, $83,95^o$ N e $120,72^o$ O em 2007. E para o polo magnético N, os registros são: $64,6^o$ S e $138,5^o$ E em 1998; $63,5^o$ S e $138,0^o$ E em 2004, e $64,497^o$ S e $137,684^o$ E, em 2007. Em 2009, embora ainda dentro da reivindicação territorial do Ártico canadense, o polo magnético S situava-se em $84,9^o$ N e $131,0^o$ W, e estava se movendo em direção à Rússia, à cerca de 55 a 60 km/ano. A partir de 2017, o polo S magnético ultrapassou a região territorial do Ártico canadense, para $86,5^o$ N e $172,6^o$ W. No início de 2019, este estava se movendo do Canadá para a Sibéria, à cerca de 55 km/ano.[9,10,11]

---

[8]Wei-Haas, Maya (4 February 2019). "Magnetic north just changed. Here's what that means". Science & Innovation. National Geographic. Retrieved 5 February 2019.

[9]World Data Center for Geomagnetism, Kyoto. "Magnetic North, Geomagnetic and Magnetic Poles",

[10]https://www.ngdc.noaa.gov/geomag/data/poles/NP.xy,

[11]North Magnetic Pole Moving East Due to Core Flux, National Geographic, December 24, 2009.

No passado, quando ainda não havia conhecimento científico suficiente, era muito difícil compreende e explicar o comportamento dos magnetos e bússolas, ou realizar medições precisas em qualquer experimentação sobre magnetismo. As leis e os conceitos matemáticos nesse campo de estudos só foram descobertas no século XIX. O campo magnético tem natureza vetorial, e a força de Lorentz (ou força eletromagnética), que é a combinação da força elétrica e magnética que atua em uma carga pontual, devido a campos eletromagnéticos, somente foi apresentada em um artigo do escocês James Clerk Maxwell, publicado em 1865.[12] O campo magnético da Terra tem uma configuração bastante complexa, longe da simplicidade do campo de uma barra imantada. Existem anomalias magnéticas na superfície da Terra, ainda bastante incompreendidas. Utilizamos o conceito de linhas de campo para representar a configuração espacial de um campo vetorial qualquer, seja este elétrico, gravitacional, magnético, etc.

Antigamente, buscava-se sempre associar algum objeto à fonte de campo magnético, como uma rocha ou montanha. Na era clássica, que compreende o período da história europeia do século VIII a.C. ao século V d.C., se acreditava na existência de uma ilha onde estaria a fonte de atração magnética percebida pelos

---

[12]Huray, Paul G. (2010). Maxwell's Equations. Wiley-IEEE. p. 22. ISBN 0-470-54276-4.

navios. Cláudio Ptolomeu (100-170 A.D.)[13], um matemático, astrônomo, geógrafo e astrólogo que viveu na cidade de Alexandria, no Egito, sob o domínio do Império Romano, relatou uma lenda sobre ilhas magnéticas, que exercia uma atração tão forte em navios com pregos que estes não conseguiam se mover.[14]

O físico e matemático irlandês Joseph Larmor (1857-1942) publicou em 1900 o livro de física teórica *Aether and Matter*, onde introduz inovações na compreensão da eletricidade, dinâmica, termodinâmica e teoria eletrônica da matéria. Em 1919, Larmor sugeriu que um dínamo auto-excitante poderia explicar o campo magnético da Terra, bem como o do Sol e das demais estrelas. Na década de 1940, o físico americano, nascido na Alemanha, Walter Maurice Elsasser (1904-1991) introduziu a teoria do dínamo, atualmente aceita como uma explicação plausível do magnetismo da Terra.[15] Elsasser propôs que esse campo magnético resulta de correntes elétricas induzidas na superfície do núcleo da Terra. Nessa mesma década, o geofísico britânico Edward Crisp Bullard (1907-1980), pioneiro da

---

[13]Como não há o ano zero, o *Anno Domini* A.D., ou "ano do Senhor", é a expressão usada para indicar os anos seguintes ao ano 1 do calendário do Ocidente, e assim 1 A.D. segue imediatamente ao ano 1 a.C.

[14]Jonkers, ART (2003). O magnetismo da Terra na idade da vela. Baltimore: Johns Hopkins University Press. ISBN 978-0-8018-7132-0.

[15]Elsasser W. M. (1950c) The Earth's interior and geomagnetism. Rev. Mod. Phys. 22, 1-35.

geofísica marinha, desenvolveu a teoria do geo-dínamo, usou a sismologia para estudar o fundo do mar, mediu o fluxo de calor geotérmico através da crosta oceânica, e ainda encontrou novas evidências para a teoria da deriva continental.[16]

Esses cientistas mostraram como o movimento no núcleo líquido da terra pode produzir um campo magnético auto-sustentável. Os estudos de sismologia indicaram que a Terra tem um núcleo interno sólido e um núcleo externo líquido, ambos com uma composição majoritariamente metálica, com um raio de cerca de 3.400 km, e um manto rochoso de cerca de 3000 km, abaixo de um crosta fina de cerca de 30 km. A convecção térmica no núcleo é produzida pela radioatividade do interior, que viaja para fora como calor. Tudo indica que essa convecção é a causa do campo magnético da Terra.[17]

A origem do campo terrestre é um tema de grande complexidade, ainda não completamente compreendido, mas algumas hipóteses têm sido levantadas com base em dados coletados com sismógrafos. Acredita-se que na parte exterior do núcleo externo da Terra, a cerca de 3000 km de profundidade, existem grandes quantidades dos metais ferro e níquel, em estado lí-

---

[16]Bullard E. C. (1949a) The magnetic field within the Earth. Proc. R. Soc. Lond. A. 197, 433-453.

[17]Physics and Chemistry of the Earth Volume 4, 1961, Pages 27-40, IN4-IN5, 41-42, IN6-IN9, 43-98 Physics and Chemistry of the Earth The origin of the main geomagnetic field . R. Hide and P.H. Roberts. https://doi.org/10.1016/0079-1946(61)90003-9.

quido, devido às altas temperaturas. Esses metais são abundantes nos meteoritos, e são prováveis de estarem presentes nos núcleos de muitos planetas. O movimento desse líquido, que é bom condutor, devido às correntes de convecção que transportam matéria via causas térmicas, pode gerar correntes elétricas, que por sua vez, geram campos magnéticos. Essa é a chamada Teoria do Dínamo, que atualmente fornece a explicação mais plausível para a fonte do campo magnético de nosso planeta.

As temperaturas elevadas do interior da Terra excluem as possibilidades da presença de materiais magnéticos como causa para a criação do campo magnético, haja visto que o aumento de temperatura pode destruir a imantação. Em altas temperaturas, um ímã perde seu campo magnético. Entretanto, ainda há uma outra fonte de campo (bem menor) que vem do espaço, o chamado campo magnético externo, gerado pelo vento solar e raios cósmicos na região superior da atmosfera, chamada ionosfera, onde as moléculas de gás são ionizadas pelo incessante bombardeio da radiação cósmica. Também existe uma parcela de contribuição, embora pequena, oriunda das camadas subterrâneas de rochas magnéticas próximas à superfície de nosso planeta. Tudo isso contribui para criar um campo de grande complexidade na sua estrutura.

Algumas variações no campo magnético na superfície da Terra, detectadas numa escala de alguns anos, podem ter sido produzidas por mudanças no mecanismo do dínamo interior. Estudos em construções antigas feitas com argilas, contendo óxidos e minerais magnéticos, indicam que o campo magnético terrestre muda de orientação ao longo do tempo, de modo gradual e contínuo. Algumas rochas, localizadas em regiões próximas de vulcões e de fissuras submarinas, mantêm a polaridade magnética da era em que se solidificaram, e assim também proveem evidência de mudanças na direção do campo magnético terrestre com o tempo. Atualmente é aceito que o campo magnético da Terra é gerado pelo movimento de ferro líquido no interior do planeta, e que este inverte sua polaridade ao longo de algumas centenas de milhares de anos. Este é um mecanismo complexo e pouco compreendido.

As variações do campo magnético da Terra que acontecem ao longo do tempo, como as reversões dos polos magnéticos, indicam que o dínamo no interior da Terra é instável. Há indícios de que a última reversão ocorreu cerca de 500.000 anos atrás. Quando a polaridade magnética da Terra permanece com uma orientação estável por um longo período, numa escala de milhões de anos, o intervalo é apelidado de supercrônico. Nos últimos 540 milhões de anos foram identificados três períodos supercrônicos, que ocorreram aproximadamente a cada 200 milhões de anos.[18]

---

[18]Peter Driscoll and David A.D. Evans. Frequency of Proterozoic geomagnetic superchrons, ArticleinEarth and Planetary Science Letters 437:9-14 · March 2016, DOI: 10.1016/j.epsl.2015.12.035.

Os estudos indicam que ocorreram até 10 supercrônicos ao longo de um período de 1,3 bilhão de anos, durante o Proterozoico, entre 2,5 a 0,54 bilhões de anos atrás. Os geofísicos acreditam que houve uma grande mudança no núcleo da Terra nesse intervalo de tempo. Devido ao resfriamento do nosso planeta, que perde calor para o espaço desde a sua formação, o núcleo interno (uma massa gigantesca de ferro sólido no centro do planeta) deve ter começado a se cristalizar e crescer entre cerca de 0,5 a 1,0 bilhão de anos atrás.

Foi preciso mesmo muito tempo até surgir uma teoria convincente que pudesse explicar o campo magnético terrestre. A ideia de que o interior de nosso planeta é composto de minerais magnéticos é incorreta, haja visto que qualquer material perde seu magnetismo nas temperaturas elevadas que existem à grandes profundidades. Em 2010 foram publicados resultados de medições do campo magnético no núcleo da Terra, a 1.800 milhas de profundidade.[19] A intensidade medida é de 25 Gauss, ou 50 vezes mais forte do que o campo magnético na superfície. Análises sismográficas precisas mostram que as variações magnéticas observadas na superfície da Terra consistem essencialmente em variações de comprimento de onda curto (< 200 km), devido a rochas de superfície, e variações de comprimentos de onda longos (> 5000 km), devido ao campo

---

[19]Bruce A. Buffett. Tidal dissipation and the strength of the Earth's internal magnetic field. Nature, 2010; 468 (7326): 952 DOI: 10.1038/nature09643.

magnético principal na região do núcleo da Terra.

Os estudos indicam que o campo magnético na superfície da Terra provém de duas fontes, parte devido a fontes localizadas dentro do planeta, e parte com origem fora da Terra, chamadas de campos interno e externo, respectivamente. Esse último é apenas uma pequena fração do campo total, e é devido a correntes elétricas que ocorrem na ionosfera. Esse também sofre mudanças rápidas, causadas por oscilações da maré oceânica e por correntes de partículas carregadas oriundas do Sol. O campo magnético interno é considerado como sendo devido a indução eletromagnética associada ao fluxo hidrodinâmico do líquido no interior da Terra, um meio eletricamente condutor.[20]

Estudos mais recentes indicam a existência de um forte campo magnético dentro do núcleo externo da Terra, o que significa que há muita convecção, e portanto, muito calor sendo produzido no interior do planeta.[21] As fontes de energia mais prováveis são, o calor residual de 4 bilhões de anos atrás, quando o planeta ainda estava muito aquecido e fundido, a liberação de energia gravitacional à medida em que elementos

---

[20]Merrill, Ronald T.; McElhinny, Michael W.; McFadden, Phillip L. (1996). "Chapter 8". The magnetic field of the earth: paleomagnetism, the core, and the deep mantle. Academic Press. ISBN 978-0-12-491246-5.

[21]Peter Driscoll Cian Wilson. Paleomagnetic Biases Inferred From Numerical Dynamos and the Search for Geodynamo Evolution ArticleinFrontiers in Earth Science 6:113. August 2018. DOI: 10.3389/feart.2018.00113.

pesados afundam no núcleo líquido da Terra, e o decaimento radioativo de elementos, como o potássio-40, urânio e tório. Um campo mais fraco, de 5 Gauss por exemplo, implicaria que pouco calor está sendo suprido por decaimento radioativo, enquanto que, um campo forte da ordem de 100 Gauss, implicaria uma grande contribuição do decaimento radioativo. Os valores atuais são intermediários.

A maior parte da energia gerada dentro da Terra provavelmente vem da exclusão de elementos leves do núcleo interno sólido, que congela e cresce. As pesquisas indicam que o campo magnético da Terra é produzido principalmente nos dois terços exteriores do núcleo de ferro e níquel. Esse núcleo externo, com cerca de 2200 km de raio, é líquido, enquanto o núcleo interno é uma esfera sólida de ferro e níquel, com um raio de aproximadamente 1300 km, o que é aproximadamente o tamanho da lua. O núcleo é cercado por um manto quente e pegajoso e uma crosta superficial rígida.

O campo magnético da Terra se enfraquece na medida em que nos afastamos do planeta. A magnetosfera é a região envoltória na parte exterior da atmosfera de um planeta, onde o campo magnético é bastante afetado pelos raios cósmicos. Essa região funciona como um escudo defletor, que protege a superfície do planeta contra a incidência da radiação cósmica, altamente energética e portanto, bastante danosa aos organismos vivos que existem na fauna e flora da superfície. As explosões solares criam tempestades magnéticas que podem causar danos severos em equipamentos eletrônicos e nas telecomunicações. Há mesmo um risco de um grande apagão nos serviços de geração e transmissão de eletricidade, devido às erupções solares. Por isso mesmo, hoje em dia existem centros de estudo e monitoração contínua da atividade na superfície do Sol.

A intensidade do campo terrestre foi efetivamente medida pela primeira vez em 1835, e parece ter diminuído um pouco desde então. Próximo dos polos, a intensidade é cerca de 0,00007 T, e na região equatorial, esta cai para quase a metade desse valor. Existem várias anomalias conhecidas no campo magnético da Terra próximo à superfície, como observado na região sul do Brasil, onde o campo é mais fraco numa grande área sobre o oceano Atlântico, que alcança o Brasil. Uma anomalia com uma região de campo mais intenso também existe na área entre a Austrália e a Antártica.

Devido às inversões magnéticas, pode até mesmo acontecer que os polos magnéticos se situem próximos à linha do Equador, antes de retornarem à polaridade original. As variações que ocorrem ao longo de muito tempo são chamadas seculares, enquanto aquelas mais frequentes são designadas impulsos geomagnéticos. Curiosamente, os impulsos geomagnéticos não ocorrem ao mesmo tempo em diferentes lugares. Um impulso registrado em 1969, numa determinada localização, só foi registrado em outros locais alguns anos depois.[22]

Em 1952 o físico alemão Winfried Otto Schumann (1888-1974) previu matematicamente picos de intensidade no espectro do campo eletromagnético da Terra na região de frequências extremamente baixas (3-60 Hz), causadas por descargas elétricas na atmosfera. As chamadas ressonâncias de Schumann são geradas e excitadas por descargas entre a superfície da Terra e a ionosfera. Os picos foram observados nas frequências de 7,83, 14,3, 20,8, 27,3 e 33,8 Hz.[23] Alguns estudos identificaram efeitos danosos à saúde de alterações na ionosfera associados à atividade solar.[24] Observou-se que o sinal de ressonância Schumann está fortemente correlacionado com as manchas solares, e o mecanismo físico identificado é a densidade de partículas carregadas na ionosfera.

Além disso, há tanto impulsos globais como as ressonâncias Schumann, quanto outros eventos bem mais

---

[22]Instituto Português do Mar e da Atmosfera; Geomagnetismo. https://www.ipma.pt/pt/enciclopedia/geofisica/geomagnetismo/index.html.

[23]Williams, Earle R. (1992). "A ressonância Schumann: um termômetro tropical global". Ciência. 256 (5060): 1184-1187. Bibcode: 1992Sci . 256.1184W. doi: 10.1126 / science.256.5060.1184. PMID 17795213.

[24]Neil Cherry, 2002. "Schumann Resonances, a plausible biophysical mechanism for the human health effects of Solar,"Natural Hazards: Journal of the International Society for the Prevention and Mitigation of Natural Hazards, Springer;International Society for the Prevention and Mitigation of Natural Hazards, vol. 26(3), pages 279-331, July.

localizados, que ocorrem em regiões bem específicas. Quanto às reversões magnéticas, apesar de que ainda se desconhece a profundidade e extensão de possíveis efeitos danosos sobre os seres vivos, as consequências sobre os sistemas de navegação, redes de distribuição e dispositivos eletrônicos pode ser catastrófica, o que indiretamente vai afetar a qualidade de vida das pessoas em todo o mundo. Até mesmo a migração dos animais pode ser afetada de modo imprevisível. Não há como prever a ocorrência desses fenômenos de forma precisa, e por isso mesmo, se torna fundamental um esquema de monitoração contínua.

Capítulo 3

O Magnetismo Cósmico

A região do espaço em torno de um corpo celeste que possui um campo magnético é chamada de magnetosfera. Esta funciona como um escudo protetor, que deflete a radiação cósmica e protege a superfície desse objeto contra os danosos efeitos da radiação de alta energia, característica dos raios cósmicos. Em 1692, o astrônomo e matemático britânico Edmond Halley (1656-1742) anunciou a constatação da existência de um movimento do campo magnético da Terra para o oeste. Halley, que era amigo de Isaac Newton, foi também o primeiro astrônomo a apontar que os cometas são objetos periódicos, e previu que no ano de 1758 um cometa cruzaria o Sistema Solar, que acabou ganhando seu nome.[1] Halley publicou os resultados de

---

[1] Hughes, David W.; Green, Daniel W. E. (January 2007). "Halley's First Name: Edmond or Edmund"(PDF). International

suas observações em 1705, em sua obra *A Synopsis of the Astronomy of Planets.*

O movimento de rotação da Terra é no sentido anti-horário, isto é, se observássemos a Terra de uma posição acima do polo norte, veríamos seu giro no sentido oposto ao dos ponteiros do relógio. A rotação acontece no sentido oeste-leste, o que faz com que o movimento aparente do sol seja do leste para o oeste. Uma volta completa corresponde à duração do dia, que é de 23 horas, 56 minutos, 4 segundos e 0,9 décimos. Dados recentes indicam que o núcleo interno da Terra, feito de ferro sólido, gira mais rápido do que o resto do planeta, na direção leste, enquanto o núcleo externo, feito principalmente de ferro fundido, gira para oeste em um ritmo mais lento.[2]

A magnetosfera da Terra é responsável pela formação das auroras polares, conhecidas como auroras boreais ou auroras austrais. A magnetosfera tem regiões distintas com propriedades características. A parte externa é conhecida como magnetopausa, que é a fronteira que representa a interface entre o espaço exterior e o ambiente periférico do planeta. Nessa região, também são estabelecidas correntes elétricas em resposta aos estímulos criados pelo vento solar e a radiação cósmica. Mais para dentro, fica a magnetosfera

---

Comet Quarterly. Harvard University: 14.

[2]P.W. Livermore, R. Hollerbach and A. Jackson. Electromagnetically driven westward drift and inner-core superrotation in Earth's core. Proceedings of the National Academy of Sciences, 2013; DOI: 10.1073/pnas.1307825110.

externa, constituída de plasma solar e terrestre, com a parte frontal em direção ao Sol, e a cauda magnetosférica, um prolongamento da atmosfera magnetizada na direção oposta a do Sol.[3]

A idade da Terra é estimada em cerca de $4,54 \pm 0,05$ bilhões de anos. A análise das rochas lunares trazidas à Terra pelos astronautas do programa norte-americano Apollo sugere que a lua se formou há 4,51 bilhões de anos, ou seja, cerca de 60 milhões de anos depois que o próprio sistema solar tomou forma.[4] Os astrônomos acreditam que a lua nasceu depois que um corpo aproximadamente do tamanho de Marte atingiu a Terra no passado, e parte do material lançado no espaço se uniu para formar o nosso satélite. Praticamente não há diferença entre as rochas lunares e as terrestres, o que reforça a ideia de que ambas têm a mesma origem. Contudo, a Lua tem um campo magnético muito fraco, muito menor do que o da Terra, que tem sua origem apenas na crosta lunar. Não há o efeito do geo-dínamo, como acontece na Terra.

Até o século XX, ainda não havia nenhuma explicação científica convincente para a existência do campo magnético da Terra. Apesar do conhecimento já avançado sobre a Teoria Eletromagnética, ainda não haviam dados suficientes sobre o interior do planeta, a estrutura do núcleo e seu movimento. Era ainda um

---

[3]Isaac Asimov - Cronologia das Ciências e das Descobertas, 1989.

[4]Mike Wall January 11, 2017 Science Astronomy.

mistério a origem do magnetismo na superfície oriundo de um núcleo super aquecido, pois sabemos que em alta temperatura os materiais magnéticos perdem sua imantação. Foi preciso ainda algum tempo para o surgimento da teoria do dínamo, que explica que os campos magnéticos planetários são gerados pela interação entre a convecção do material condutor interior (rocha fundida e metal) e a rotação do planeta.

A Terra inicialmente teve seu campo magnético criado a partir do disco planetário, de onde se formou o sistema solar. Posteriormente foi estabelecido um campo magnético cuja fonte estava no interior do planeta, num processo conhecido como efeito geodínamo, que devido ao movimento incessante de grandes fluxos de material metálico, origina correntes elétricas, que por sua vez, criam campos magnéticos. O fluxo de matéria se deve às correntes de convecção que são estabelecidas quando há uma fonte térmica que transfere calor à matéria circundante. Na presença de um campo gravitacional, o material aquecido tende a subir, pois se torna menos denso, e por conseguinte, mais leve. O material acima, mais frio, é menos denso, e portanto, mais pesado e tende a afundar. Esse movimento dentro do planeta, em adição à rotação, cria o efeito dínamo que gera o campo magnético. Calor é produzido no interior do planeta pelo decaimento de material radioativo.

Na parte mais interna está a magnetosfera interna, onde as linhas externas de campo magnético se conectam, e as linhas internas mergulham na superfície da

Terra. No interior desta, em direção a superfície do planeta, está a plasmasfera, uma região da magnetosfera terrestre que consiste em um plasma mais denso e de baixa energia, que tem rotação solidária com o planeta. Logo abaixo desta fica a ionosfera, que é a parte da atmosfera ionizada pela radiação solar. No fundo dessa região, por fim, está uma região mais densa, formada por uma atmosfera neutra, vinculada à ionosfera, regida pelos eventos meteorológicos. A magnetosfera da Terra é conhecida como cinturão de Van Allen, em reconhecimento ao cientista norte-americano James Alfred Van Allen (1914-2006) que foi o responsável pela sua descoberta em 1958, quando do desenvolvimento dos satélites artificiais de prospecção atmosférica.

A presença da Lua nas proximidades da Terra é responsável por um puxão gravitacional no eixo de rotação da Terra, que acredita-se poder causar um movimento de precessão do núcleo interno de nosso planeta, e assim fazer o eixo de rotação deste girar lentamente na direção oposta, o que produziria mudanças magnéticas no núcleo externo, que amorteceriam a precessão. Esse amortecimento pode ser calculado por observações de sinais de rádio oriundos de quasares distantes, que são galáxias ativas extremamente brilhantes, que podem fornecer medições muito precisas das mudanças no eixo de rotação da Terra.

Ao calcular o efeito da Lua na rotação do núcleo interno, o geofísico Bruce A. Buffett, da Universidade da Califórnia, em Berkeley, observou que a precessão faz com que o movimento do núcleo interno gere ondas de cisalhamento, pelo atrito deste com o núcleo externo líquido.[5] Essas ondas, de ferro fundido e níquel, se movem dentro de um cone estreito de cerca de 30 a 40 metros de espessura, interagindo com o campo magnético da Terra de forma a produzir uma corrente elétrica que aquece o líquido, o que amortece a precessão do eixo de rotação. O amortecimento faz com que a precessão do núcleo interno acompanhe a Lua, enquanto esta orbita a Terra.

Uma medida da defasagem entre esses movimentos permitiu calcular a magnitude do amortecimento e, portanto, do campo magnético dentro do núcleo externo da Terra, avaliado em cerca de 25 Gauss (média sobre todo o núcleo externo). Espera-se ainda que o campo deva variar com a posição na superfície do núcleo. A intensidade do campo na superfície da Terra varia desde menos de 0,3 Gauss, numa área que inclui a maioria da América do Sul e África Meridional, até acima de 0,6 Gauss, ao redor dos polos magnéticos ao norte do Canadá e no sul da Austrália, e em parte da Sibéria.[6]

Em 1955, dois jovens radioastrônomos, Ken Franklin e Bernie Burke, usavam uma antena em forma de cruz do Departamento de Magnetismo Terrestre

---

[5]Bruce A. Buffett. Tidal dissipation and the strength of the Earth's internal magnetic field. Nature, 2010; 468 (7326): 952 DOI: 10.1038/nature09643.

[6]*Geomagnetism*, National Geophysical Data Center, NOAA. Apr-2005.

da *Carnegie Institution* (DTM) para estudar o magnetismo celeste. O equipamento foi calibrado usando uma fonte conhecida, a Nebulosa do Caranguejo, e posteriormente usado para examinar o céu ao redor. Foi quando detectaram um forte sinal de rádio proveniente do planeta Júpiter. Em 1959, após a descoberta do cinturão de radiação de Van Allen, o astrônomo e astrofísico americano Frank Donald Drake observou sinais de rádio provenientes de Júpiter, que indicavam a existência de um forte campo magnético.

Isto foi definitivamente confirmado em 1973, quando a sonda espacial Pioneer 10 passou por Júpiter, e detectou ali um campo magnético apreciável assim como um cinturão de radiação muito intenso.[7] O eixo magnético de Júpiter, como o da Terra, é ligeiramente inclinado em relação ao eixo de rotação, mas embora ambos Júpiter e a Terra girem na mesma direção, a polaridade magnética de Júpiter é oposta à da Terra. Júpiter também tem auroras. Observações mais recentes da sonda espacial Galileo sugerem que Ganimedes, uma lua de Júpiter, também tem um campo magnético.

Os quatro planetas maiores, os chamados gigantes gasosos Júpiter, Saturno, Urano e Netuno, têm campos magnéticos extremamente fortes.[8] Júpiter tem o maior campo magnético, com uma magnetosfera maior

---

[7]David P. Stern. https://www-istp.gsfc.nasa.gov/earthmag/planetmg.htm, Aug-06-2019.

[8]David Stevenson. Planetary magnetism. Icarus 22, Issue 4, 403-4151974. https://doi.org/10.1016/0019-1035(74)90073-6.

do que o Sol. Saturno é um dos únicos planetas cujo campo magnético se alinha com seu eixo de rotação. Ambos Urano e Netuno têm campos magnéticos fora do centro, e inclinados em relação ao eixo de rotação. Em Netuno, o ângulo de desvio é de cerca de 60°. Mercúrio tem um campo magnético cerca de 100 vezes mais fraco do que o da Terra, pois gira muito lentamente, o que enfraquece o efeito dínamo. Vênus não tem um campo apreciável, haja visto que parece haver pouca convecção em seu interior. Marte igualmente não tem um campo apreciável, e tudo indica que seu interior está solidificado, mas acredita-se que havia um campo magnético no passado, como indicado pelo magnetismo detectado na sua superfície.[9]

Os campos magnéticos em torno de algumas estrelas e anãs brancas são fortes o suficiente para causar a decadência de órbitas próximas de asteroides e planetas anões. Um asteroide passando nas proximidades experimentaria variações de fluxo magnético que poderiam induzir uma corrente elétrica no seu interior. A interação entre essa corrente, o campo magnético estelar, e a condutividade do asteroide, vão determinar o quão profundo o fluxo magnético pode penetrar no seu interior. Ocorreriam então perdas resistivas de energia, causando aumento de temperatura, e redução da energia cinética do asteroide. Quando este é aquecido, sua órbita decai.

Além disso, impulsionado pela rotação do dipolo

---

[9]https://en.wikipedia.org/wiki/Solar-System.

magnético estelar, o aquecimento ôhmico pode elevar as temperaturas interiores desses corpos acima do ponto de fusão dos metais, e o material aquecido, escapando para a superfície, causaria ejeções vulcânicas espetaculares, que podem até mesmo obscurecer e poluir a atmosfera da estrela hospedeira, como já observado em anãs brancas ricas em metais. A mistura de um manto ou crosta rica em materiais voláteis, com um núcleo aquecido por indução, pode levar a uma explosão que seria capaz de destruir o asteroide.[10]

A origem do campo magnético solar também é explicada pelo efeito dínamo, i.e., correntes elétricas no interior do sol geram um campo magnético que se espalha por todo o sistema solar. O campo magnético do Sol tem dois polos, como o da Terra, mas com uma intensidade média na superfície aproximadamente o dobro daquela do campo terrestre. A cada 11 anos ocorre um pico no ciclo de atividade solar, num período de atividade máxima das manchas solares, quando ocorre então a inversão da polaridade do campo. Como a superfície do Sol é cerca de 12.000 vezes maior do que a da Terra, a influência do seu campo magnético se estende à longas distâncias. O chamado vento solar é composto de partículas carregadas que leva o campo magnético através do sistema solar. Na Terra, o campo magnético ajuda a canalizar o fluxo de partículas do

---

[10]Benjamin C. Bromley and Scott J. Kenyon. Ohmic Heating of Asteroids around Magnetic Stars. The Astrophysical Journal, 876:17 (14pp), 2019 May 1.

vento solar para os polos, o que dá origem ao magnífico fenômeno natural das auroras boreal e austral, vistas nas altas latitudes setentrionais e meridionais, respectivamente. Essas auroras também foram observadas nos planetas gigantes gasosos até Netuno, o que mostra o alcance da influência do vento solar.

Nossa galáxia, a Via Láctea, também é um ímã. O magnetismo da galáxia também parece ser produzido por correntes elétricas, como na Terra, mas enquanto esta última tem um núcleo fundido, o magnetismo de nossa galáxia é alimentado por uma infinidade de elétrons, flutuando vagarosamente em formação através do espaço. E ainda, em vez de possuir um único polo norte e polo sul, há aparentemente um ímã separado em cada um de seus braços espirais.

Um fato interessante e curioso, observado mais recentemente, é que algumas estrelas frias são capazes de produzir campos magnéticos de superfície bastante significativos, levando a uma intensa atividade magnética estelar.[11] A influência de parâmetros como rotação, raio e idade da estrela, e a importância da camada de cisalhamento entre um núcleo radioativo e o envelope convectivo externo, na geração de campos magnéticos, são essenciais para explicar o efeito dínamo estelar. Uma equipe do Instituto Max Planck de Radioastronomia, em Bonn, na Alemanha, descobriu um campo magnético numa galáxia a 5 bilhões de anos-luz de

---

[11]Observations of cool-star magnetic fields Reiners, A 2012, Living Reviews in Solar Physics 9,1.

distância, com a mesma magnitude e configuração do que o da Via Láctea.[12] Essa é a mais distante e mais jovem galáxia onde um campo magnético pôde ser confirmado, o que sugere que os campos magnéticos se formam por processos naturais enquanto as galáxias ainda são jovens e estáveis.

O magnetismo cósmico abrange uma enorme escala de magnitudes, variando por um fator de cerca de cem bilhões de bilhões, entre os campos magnéticos fracos no espaço interestelar, e o magnetismo extremo encontrado na superfície de estrelas colapsadas. Os estudos indicam que o magnetismo está por toda parte no Universo, presente no gás interestelar, planetas, estrelas, galáxias e nebulosas. A geração de campos magnéticos em grandes escalas requer movimento de enormes quantidades de material eletricamente carregado, como o gás que permeia a Via Láctea, ou o fluxo de matéria observado nos centros das galáxias. Apesar de seu tamanho gigantesco, as galáxias têm campos magnéticos extremamente fracos. A Via Láctea inteira, por exemplo, tem um campo magnético mais de um milhão de vezes mais fraco do que o da Terra.

---

[12]Magnetic field formation in the Milky Way like disc galaxies of the Auriga project Rüdiger Pakmor, Facundo A. Gómez, Robert J. J. Grand, Federico Marinacci, Christine M. Simpson, Volker Springel, David J. R. Campbell, Carlos S. Frenk, Thomas Guillet, Christoph Pfrommer, Simon D. M. White. Monthly Notices of the Royal Astronomical Society, Volume 469, Issue 3, August 2017, Pages 3185–3199, https://doi.org/10.1093/mnras/stx1074, Published: 04 May 2017.

O desafio em estudar o magnetismo cósmico é que, enquanto estrelas e galáxias podem ser vistas diretamente pela luz que emitem, campos magnéticos são invisíveis, até mesmo para os maiores telescópios ópticos, exigindo a detecção de radiação polarizada, que pode exibir os seus efeitos.[13] Os campos magnéticos cósmicos são onipresentes, e assim desempenham um papel crucial na formação e evolução dos corpos celestes. A compreensão dos mecanismos responsáveis pela criação e evolução do magnetismo dos corpos celestes, pode nos ajudar na compreensão do seu significado no ecossistema terrestre e em nossa qualidade de vida.

---

[13]The Origin and Evolution of Cosmic Magnetism. B. M. Gaensler (1), R. Beck (2), L. Feretti (3) ((1) Harvard-Smithsonian CfA, (2) Max-Planck-Institut fuer Radioastronomie, (3) Instituto di Radioastronomia CNR/INAF). Submitted on 4 Sep 2004 (v1), last revised 9 Sep 2004. New Astron.Rev. 48 (2004) 1003-1012. DOI: 10.1016/j.newar.2004.09.003 arXiv:astro-ph/0409100v2.

Capítulo 4

Materiais Magnéticos

Na eletrostática, que é o ramo da Física que estuda as cargas elétricas em repouso, a estrutura mais simples é o monopolo elétrico, ou seja, uma única carga puntiforme, como um elétron ou um próton. No magnetismo, a estrutura mais simples é o dipolo magnético, formado por dois polos magnéticos, como numa barra imantada. Não existe o monopolo magnético, como estabelecido na lei de Gauss do Magnetismo, uma das quatro equações de Maxwell que constituem os fundamentos da Teoria Eletromagnética Clássica. Dois polos magnéticos então nunca podem ser separados, e se cortarmos um ímã ao meio, teremos dois novos ímãs, ou seja, dois novos dipolos magnéticos. Polos iguais se repelem mutuamente, e polos diferentes se atraem. Um mapa tridimensional do campo magnético em torno de um ímã é representado pelas linhas de campo, que indicam em cada ponto a direção da força magnética que atuaria numa carga teste (puntiforme e positiva) colocada ali. Próximo ao polo de um ímã, o campo é mais intenso, e aponta para dentro do polo sul e para fora do polo norte.

A intensidade do campo magnético (ou densidade de fluxo magnético) de um ímã decresce com a distância deste ao cubo ($1/r^3$), ao longo do eixo do seu dipolo magnético. Alguns materiais são magnéticos por natureza, enquanto que outros podem ser magnetizados apenas quando imersos num campo magnético. Nos ímãs naturais, os dipolos atômicos se arranjam de forma a produzir um campo magnético sobre o seu volume, que se estende também para fora deste. Mas nem todos os materiais podem ser imantados, pois nem todos têm dipolos atômicos (ou átomos magnéticos). Por outro lado, algumas rochas e minerais são ímãs permanentes, contêm materiais que têm átomos magnéticos, e espontaneamente exibem magnetismo. Desde há muito tempo são conhecidas rochas magnéticas, que ocorrem naturalmente na superfície do planeta. Alguns meteoritos, encontrados desde a mais remota antiguidade, também exibem magnetismo.

Um campo magnético é definido pela ação de uma força sobre uma carga em movimento. Em repouso, uma partícula carregada não percebe um campo estático, mas ao se mover num campo magnético, surge uma força defletora sobre ela, que depende do ângulo entre a direção de sua velocidade e o campo. Se esse ângulo é nulo, não há força, mas se este for um ângulo reto (90°), a força é máxima. A intensidade de um campo magnético pode ser medida em Tesla ou Gauss, sendo 1 Tesla = 10.000 Gauss. Uma corrente elétrica num fio condutor cria um campo magnético em torno deste, cuja orientação pode ser determinada facilmente usando a Regra da Mão Direita: com os dedos encurvados em torno do fio, e o polegar esticado apontado na direção de circulação da corrente elétrica, as linhas de campo magnético têm uma circulação em torno do fio, como indicado pelos dedos encurvados. Um campo magnético pode ser então produzido de duas maneiras: por cargas elétricas em movimento, como acontece numa corrente elétrica, ou usando partículas elementares, como elétrons, que têm um campo de dipolo intrínseco.

Um átomo magnético é aquele que tem um momento magnético resultante. Apenas alguns poucos tipos de átomos são magnéticos, e a origem do magnetismo atômico está no spin do elétron, presente em todos os átomos. Numa perspectiva clássica, o spin pode ser visto como a rotação do elétron em torno de si mesmo. O elétron tem um momento angular intrínseco de spin, e associado a esse, existe um momento de dipolo magnético. Os prótons e nêutrons estão confinados no volume nuclear, e ambos também têm momento de dipolo magnético. Acontece que a massa da partícula entra no cálculo dessa grandeza, no denominador da expressão algébrica, e assim quanto maior a massa, menor é momento de dipolo magnético. A massa do próton e nêutron é cerca de 10.000 vezes maior do que a massa do elétron, e assim, seus momentos de dipolo são muito menores. Dentro de um átomo, um elétron também adquire um momento angular orbital, o que lhe confere um momento magnético orbital. Todas essas são grandezas vetoriais, e dentro de um material, existe um acoplamento entre esses vetores, o que produz, como efeito resultante, um comportamento magnético característico. Dentre as várias classificações existentes para descrever o comportamento magnético de materiais, podem ser destacadas: paramagnetismo, ferromagnetismo, antiferromagnetismo, ferrimagnetismo, e o diamagnetismo.[1]

O paramagnetismo se refere ao comportamento magnético de materiais que apenas permanecem imantados na presença de um campo externo. Ao remover o campo, sua magnetização desaparece. Esses não têm magnetização espontânea. São então materiais formados por átomos que possuem dipolos magnéticos, mas sem nenhum alinhamento espontâneo. É um estado desordenado. No paramagnetismo puro, os dipolos magnéticos atômicos não interagem entre si e estão orientados aleatoriamente, se não há um campo aplicado. Quando colocados num campo magnético externo, há uma tendência de alinhamento dos dipolos, o que leva à imantação do material. Assim, ao se aproximar o polo norte de um ímã de um material num estado pa-

---

[1]Chikazumi, S. Physics of Magnetism, .John Wiley and Sons, Ltd., 1984.

ramagnético, se forma ali na região mais próxima do ímã, um polo sul induzido, o que causa uma atração entre o ímã e o material.

Um material ferromagnético pode apresentar imantação espontaneamente, mesmo na ausência de um campo externo. Os átomos magnéticos presentes ali constroem sua imantação natural. O ferromagnetismo é responsável pela maioria dos efeitos magnéticos que encontramos na vida cotidiana. Nos materiais ferromagnéticos, existem regiões chamadas de domínios magnéticos onde existe um alinhamento entre as direções dos momentos de dipolos magnéticos atômicos. Quando um material ferromagnético é colocado num campo magnético, os domínios magnéticos, cuja polarização magnética aponta numa direção favorável ao campo externo, tendem a crescer de tamanho. Uma situação inversa acontece àqueles que têm uma orientação desfavorável, i.e., contrária ao campo externo. Como efeito resultante, o material ferromagnético se torna imantado na direção do campo externo, e desse modo são fortemente atraídos por campos magnéticos. Estes podem ser magnetizados para se tornarem ímãs permanentes.

Pode até acontecer que um material ferromagnético não apresente, em determinadas circunstâncias, nenhum tipo de magnetismo aparente. Isso pode ser devido a temperaturas elevadas ou então a um alinhamento desordenado dos domínios magnéticos no interior do material. Todo ferromagneto perde seu magnetismo no aquecimento, acima de uma determinada temperatura em que se tornam paramagnéticos. Para os materiais ferromagnéticos, esta é chamada de temperatura de Curie, nome dado em homenagem ao cientista francês Pierre Curie (1859-1906), que juntamente com sua esposa Marie Skłodowska Curie (1867-1934) realizaram pesquisas pioneiras sobre radioatividade de materiais. Dentre os elementos puros, são poucos os que são ferromagnéticos: ferro, cobalto, níquel e gadolínio. Mas existem muitos compostos ferromagnéticos, como aços e ligas metálicas.

Num material sólido, o arranjo periódico dos átomos é chamado de rede cristalina, que também pode ser formada por sub-redes, que são subconjuntos de átomos que formam redes independentes. O antiferromagnetismo é um tipo de ordenamento no qual os momentos magnéticos atômicos têm mesmo valor mas orientações antiparalelas, entre diferentes sub-redes cristalinas. Se esses, por outro lado, são opostos e desiguais, temos o ferrimagnetismo. O antiferromagnetismo também desaparece no aquecimento, à uma temperatura chamada temperatura de Néel. Acima desta, o material se torna paramagnético. Ao submeter um antiferromagneto a um forte campo magnético, alguns dos momentos magnéticos internos tendem a se alinhar paralelamente, mas isso é perturbado pela interação entre os vizinhos mais próximos, o que dificulta a imantação do material. Por conseguinte, é preciso um campo externo muito intenso para se produzir algum efeito apreciável na imantação de um antiferromagneto.

O diamagnetismo é uma propriedade de todos os materiais. É um efeito fraco, e é na verdade o resultado da atuação da lei de Faraday, à nível microscópico. Ao colocar um material diamagnético num campo magnético, o movimento orbital dos elétrons no interior do material mudam de tal forma que surgem momentos de dipolo magnético induzidos na direção oposta ao campo externo, o que leva a uma polarização magnética contrária. Dessa maneira, o material percebe uma repulsão magnética. Materiais onde o comportamento diamagnético é dominante são chamados diamagnetos, e são exemplos desses, a água, grafite, madeira, a maioria dos compostos orgânicos, como petróleo e plásticos, e alguns metais, como o cobre, mercúrio, prata, ouro e bismuto. Esse último é o material puro mais fortemente diamagnético. O diamagnetismo foi descoberto em 1778, pelo botânico e médico holandês Sebald Justinus Brugmans (1763-1819), quando observou que o bismuto e o antimônio eram repelidos por um ímã. Em 1845, o inglês Michael Faraday demonstrou que o diamagnetismo é uma propriedade da matéria.

Em 1917 surgiram os primeiros ímãs de aço de tungstênio com cobalto, o que permitiu aumentar de forma bastante significativa a força coercitiva dos ímãs permanentes. Em 1919 surgiram os primeiros ímãs de aço comerciais. Em 1920 o engenheiro elétrico e inventor americano Edwin Howard Armstrong (1890-1954) desenvolveu o rádio FM (modulação de frequência).

Em junho de 1899, o padre católico romano e inventor brasileiro Padre Roberto Landell de Moura (1861-1928), realizou a primeira transmissão de um sinal de áudio com sucesso por uma distância de 7 quilômetros, o que foi seguido por uma segunda manifestação pública em 3 de junho de 1900. Essas seriam as primeiras transmissões de áudio pelo rádio. Padre Landell foi pioneiro no desenvolvimento de transmissões de áudio de longa distância, usando uma variedade de tecnologias, incluindo um dispositivo de megafone aprimorado, fotofone (usando feixes de luz) e sinais de rádio. Embora Padre Landell tenha recebido patentes no Brasil e nos Estados Unidos, durante a primeira década de 1900, ele não conseguiu obter o apoio financeiro necessário para desenvolver ainda mais seus dispositivos.

Em 1930, o metalurgista japonês Tokushichi Mishima (1893-1975) descobriu que o alumínio restaurava o magnetismo em um aço de níquel não magnético, e produziu o primeiro ímã Alnico contendo uma liga de ferro, níquel e alumínio. Em 1952, na Phillips Company, surgiram os primeiros ímãs cerâmicos comerciais baseados em óxidos de bário, estrôncio e chumbo-ferro. Em 1966, no Laboratório de Materiais da Força Aérea dos EUA, na Base da Força Aérea Wright-Patterson, foram produzidos os primeiros ímãs baseados nos metais terras-raras, com o composto Samário-Cobalto. Em 1983, a General Motors, a Sumitomo Special Metals e a Academia Chinesa de Ciências, desenvolveram um super-ímã de alta energia de Neodímio-Ferro-Boro, que se tornou desde então um paradigma de supermagnetos.

O comportamento magnético dos materiais tem portanto a sua origem nos elétrons. Cada elemento da Tabela Periódica tem o seu arranjo eletrônico, ou seja, uma ocupação eletrônica específica dos orbitais atômicos. Nos materiais, o magnetismo tem sua origem na forma de ocupação eletrônica dos orbitais moleculares. Além do spin, existe ainda uma contribuição orbital para o dipolo atômico. Num orbital eletrônico completamente preenchido, o momento magnético total dos elétrons se anula, devido ao princípio de exclusão de Pauli: para cada elétron de spin *up*, existe um outro de spin *down*, o que cancela o efeito magnético do par.

No entanto, vários dos chamados átomos de metais de transição interna, tais como ferro, cobalto e níquel, têm momentos magnéticos que não são cancelados, e assim esses elementos são magnéticos. Nestes, o momento magnético vem apenas do spin dos elétrons. Em alguns elementos terras-raras existe uma significativa contribuição orbital dos elétrons para o dipolo atômico, como nos elementos cério, neodímio, samário e európio, que são magnéticos. Uma grande variedade de ligas metálicas também são magnéticas, mesmo se são formadas por átomos não magnéticos, como é o caso das ligas de Heusler, descobertas em 1901 pelo engenheiro químico e químico alemão Carl Ludwig David Friedrich Heusler (1866-1947).

A magnetização ($\vec{M}$) de um dado material expressa

a densidade de momentos de dipolo magnético presentes ali, i.e., a quantidade de dipolos magnéticos por unidade de volume. Esta depende da temperatura, e das propriedades de anisotropia do material, ou seja, da facilidade em se estabelecer uma polarização magnética ou imantação ao longo de uma certa direção. O valor máximo dessa quantidade é chamado de magnetização de saturação. Remanência significa a quantidade de magnetização que permanece num ímã permanente após a remoção do campo magnético externo, e coercividade indica a quantidade de campo magnético necessária para eliminar a magnetização de um ímã permanente.

A susceptibilidade magnética (χ) é uma constante de proporcionalidade adimensional entre ($\vec{M}$) e ($\vec{H}$) que indica a capacidade ou o grau de magnetização de um material em resposta a um campo magnético aplicado, i.e., ($\vec{M} = \chi\vec{H}$). Esta quantidade está relacionada à permeabilidade (μ), que indica quão permeável um certo material é à imantação de volume. O valor do campo magnético no interior de um material é chamado de indução magnética ($\vec{B}$) ou densidade de fluxo magnético, que é determinado pela sua permeabilidade magnética, ($\vec{B} = \mu\vec{H}$).[2] Quanto mais permeável, mais facilmente ele é magnetizado. A principal diferença entre a permeabilidade e a susceptibilidade magnéticas, é que a primeira indica a facilidade de imantação, enquanto esta última indica se um material é atraído ou

---

[2]$\vec{B}$, $\vec{H}$ e $\vec{M}$ são grandezas vetoriais.

repelido num campo. Materiais paramagnéticos têm susceptibilidade positiva, e são atraídos por um ímã, enquanto materiais diamagnéticos têm susceptibilidade negativa, e são repelidos.

Os equipamentos mais sensíveis destinados às medidas de magnetização são chamados de magnetômetros. Uma balança magnética também pode ser usada para medir a intensidade do campo magnético de uma amostra. Um tipo de magnetômetro muito usado na pesquisa científica utiliza um elemento de detecção magnética chamado SQUID (*Superconducting Quantum Interference Device*).[3] Um SQUID consiste em uma junção eletricamente resistiva extremamente fina (chamada junção de Josephson) entre dois supercondutores, que são materiais que sofrem uma transição em baixas temperaturas para um estado de resistência elétrica nula.[4] Quando atingem esse estado, ocorre a expulsão do campo magnético do interior do material. É o chamado efeito Meissner-Ochsenfeld. No modo de operação de corrente contínua de um magnetômetro SQUID, este é primeiramente resfriado ao seu estado supercondutor, e então uma corrente é passada através dele enquanto a tensão através da junção é monitorada. Quando esta detecta um campo magnético, o fluxo de corrente é alterado devido a um fenômeno

---

[3]J. Clarke, "SQUIDs."Scientific American. (August, 1994): 46-53.

[4]Cox, D.L. and M.B. Maple, "Electronic Pairing in Exotic Superconductors."Physics Today. (1995): 32-40.

de interferência à nível quântico entre duas frentes de onda de elétrons através da junção, resultando em uma mudança na voltagem.

Materiais magnéticos funcionais representam uma classe de materiais com propriedades físicas interessantes, controlados por um estímulo externo, chamados de materiais magnéticos inteligentes. Nessa classe estão os materiais com magnetoresistência colossal, materiais magnetocalóricos, usados na refrigeração magnética e nanopartículas magnéticas, que têm potencial para uso no armazenamento e processamento de informações, spintrônica, entrega de medicamentos, tecnologia de resfriamento etc.[5] Uma grande variação de entropia magnética através de uma temperatura de ordenamento magnética tem aplicação promissora em refrigeradores magnéticos, que indicam uma promissora tecnologia alternativa de resfriamento. É o efeito magnetocalórico, definido como o resfriamento ou aquecimento de um material magnético mediante a aplicação de um campo magnético variável. É uma alternativa compacta, altamente eficiente, menos ruidosa e ecologicamente correta, ao sistema de refrigeração comumente usado. Os principais desafios ainda são a disponibilidade de materiais magnetocalóricos eficientes em altas temperaturas.

Atualmente, um fascinante campo de estudos da matéria condensada é o das nanoestruturas magnéticas,

---

[5]"Materials Science in High Magnetic Fields."Materials Research Society Bulletin. 27 (1993).

com aplicações em diversos campos das engenharias, medicina e biologia. Materiais magnéticos nanoestruturados podem ser fabricados como filmes finos, estruturas multicamadas, nanofios ou pequenas partículas com dimensões em escala nanométrica, e com propriedades magnéticas que diferem consideravelmente daquelas dos materiais massivos. Em dimensionalidade reduzida, novos fenômenos foram descobertos, que oferecem interessantes possibilidades de aplicação em vários campos tecnológicos, como por exemplo, em eletrônica e biomedicina. Os avanços obtidos com o advento das nanoestruturas magnéticas permitiram um rápido desenvolvimento em vários campos da ciência, devido às propriedades magnéticas únicas observadas em nanoescala, como o superparamagnetismo, o momento magnético aprimorado, o campo de alta saturação, a anisotropia de forma, etc. As morfologias obtidas em nanoestruturas magnéticas incluem os pontos quânticos, nanopartículas, nanocristais, nanofios, nanotubos e filmes finos.

No limite de dimensões em nanoescala os materiais apresentam novas propriedades eletrônicas, magnéticas e ópticas que se situam entre as de sistemas atômicos e moleculares, e as propriedades volumétricas dos sólidos. As propriedades magnéticas de grandes aglomerados moleculares, assim como de partículas de tamanho nanométrico, têm sido amplamente investigada nos dias atuais. Estas são de grande importância em inúmeras aplicações, como por exemplo, tintas magnéticas para verificações bancárias e impressão, dispositivos de armazenamento de dados magnéticos de alta densidade, xerografia, catálise, refrigeração magnética, eletrônica, catalisadores fotográficos, remoção de tintas orgânicas, purificação de água, tratamento de resíduos e esgotos, sensores de gás, eletrodos em baterias de íons de lítio, e ainda em aplicações biomédicas.

O ferro é um elemento importante também como fator enzimático e como substrato para biossíntese. No entanto, o ferro também é tóxico. O acúmulo de ferro pode ser responsável pela disfunção orgânica num organismo vivo. Ferritina é uma proteína que contém ferro e é a principal forma de ferro armazenado nas células. A quantidade de ferritina no sangue indica a quantidade total de ferro armazenado no corpo. Em pessoas saudáveis, cerca de 70% do ferro absorvido é incorporado à hemoglobina nas hemácias. A ferritina é uma proteína de armazenamento de ferro, produzida pelo fígado, que une os íons ferrosos em solução para convertê-los em um composto férrico, menos tóxico. Assim, a ferritina desempenha a dupla função de desintoxicação e armazenamento de ferro nos organismos. A ferritina também é usada na ciência dos materiais como precursora na fabricação de nanopartículas de ferro para o crescimento de nanotubos de carbono.

Ao reduzir o tamanho de um material magnético, o número de domínios dentro do material pode ser reduzido até que apenas um único domínio permaneça. Dessa maneira é possível produzir ímãs permanentes muito fortes. No entanto, se o tamanho for reduzido para além de um certo limite, a amostra torna-se super-paramagnética, ocorre a flutuação do spin eletrônico, e esta perde então seu ferromagnetismo. Para produzir um magneto permanente de alto desempenho, o tamanho de partícula deve ser controlado de modo a maximizar a coercividade e a remanência. Isto representa o domínio do magnetismo em nanoescala.

Com o avanço da spintrônica, ou eletrônica baseada no spin eletrônico, e o desenvolvimento das tecnologias de armazenamento de dados, a demanda de novos materiais é crescente. Busca-se não só entender as propriedades magnéticas intrínsecas e eletrônicas das nanoestruturas, mas também encontrar meios adequados para o controle de tais propriedades. Dentre os diversos materiais, que são importantes em aplicações, estão as ferritas por exemplo, que exibem interessantes propriedades elétricas e magnéticas, que combinadas, têm inúmeras aplicações em dispositivos de alta frequência, núcleos de memória e mídia de gravação magnética, dentre outros. Atualmente, as propriedades das ferritas de tamanho nanométrico são investigadas devido à ampla gama de comportamentos magnéticos que podem ser projetados e controlados com tais estruturas.

Outro interessante campo de estudos aborda os catalisadores para a formação de nanoestruturas de carbono. Com a descoberta de aglomerados moleculares carbonáceos, como os fullerenos e os nanotubos de carbono, criou-se grande expectativa na síntese e reatividade de materiais à base de carbono para aplicações importantes em nanotecnologia. Os materiais nanoestruturados representam uma fascinante classe cujos elementos estruturais estão numa escala de comprimento que define de forma particular as suas propriedades físicas, onde se observam fenômenos quânticos bem interessantes. Estes exibem propriedades elétricas, ópticas, magnéticas e mecânicas únicas e facilmente ajustáveis através do controle de seu tamanho, o que viabiliza novas aplicações antes impossíveis de se realizar com sistemas massivos. Novos materiais nanoestruturados uni e bidimensionais, metálicos ou semicondutores, como nanopartículas, pontos quânticos, nanotubos, nanofios, grafenos, nanoestruturas supramoleculares e poliméricas têm sido muito estudados e ativamente desenvolvidos. Um passo fundamental para novas aplicações desses materiais diz respeito à sua funcionalização, montagem, padronização, orientação e alinhamento em redes funcionais.

Um líquido coloidal ferromagnético chamado ferrofluido foi inventado pelo engenheiro da NASA, Steve Papell, em 1963. A ideia era adicionar nanopartículas magnéticas a um combustível para movê-lo sem usar bombas, em gravidade zero, com um campo magnético. Isso deu origem ao desenvolvimento de um novo ramo da mecânica dos fluidos, denominado ferrohidrodinâmica. Atualmente esses podem ser encontrados em alto-falantes, discos rígidos e skates. Um ferrofluido é constituído de nanopartículas ferromagnéticas ou ferrimagnéticas, como um óxido de ferro, com um revestimento especial que inibe sua aglomeração, suspensas em um fluido à base de água ou óleo, geralmente um solvente orgânico. Uma aplicação que vem se tornando cada vez mais empolgante é o seu uso na medicina do futuro, quando se espera que este possa ser usado para administração localizada de medicamentos no corpo humano.

Hoje em dia, os materiais magnéticos desempenham um papel fundamental no desenvolvimento científico e tecnológico. Atualmente, os ímãs mais poderosos disponíveis para compra têm um campo magnético em torno de 1,5 Tesla, e custam, desde dezenas, até milhares de dólares, em valores atuais, dependendo do tamanho e do material de que são feitos. Esses são usados nos motores e geradores elétricos, na geração e transmissão de energia, nos aparelhos eletrônicos, no armazenamento de dados analógicos e digitais, em sofisticados aparelhos médicos, como na ressonância magnética, na terapia magnética e administração de drogas, sensores e atuadores, instrumentos científicos, levitação magnética de trens de alta velocidade e tecnologias de prospecção e informação. Materiais magnéticos, que retém sua magnetização mesmo na ausência de campos externos, são utilizados como ímãs permanentes, e têm aplicações em alto-falantes, fones de ouvido, medidores elétricos e pequenos motores. As nanopartículas magnéticas também desempenham um papel importante na natureza, pois são comumente encontradas em solos e rochas, e assim podem armazenar informações importantes sobre o campo magnético da Terra no passado. Estas também são, em vários aspectos, importantes para o funcionamento dos organismos vivos, como é o caso das bactérias magnéticas.

Capítulo 5

Magnetorecepção

Nos dias atuais há muito interesse por parte da comunidade científica em compreender e explicar a sensibilidade ao campo magnético no mundo animal. É a chamada magnetorecepção, ou magnetosensibilidade, que é a capacidade de um ser vivo de detectar um campo magnético para perceber a direção, altitude ou sua localização. Tartarugas-marinhas, nascidas nas praias da Flórida, migram em torno do oceano Atlântico no sentido horário, antes de retornar às suas praias natais, muitos anos depois. Estas são capazes de migrar por longas distâncias para desovar em águas mornas, e são capazes de repetir a mesma rota por vários anos consecutivos. O momento da migração observado em muitas espécies parece ser controlado principalmente por mudanças na duração do dia. As pesquisas indicam que animais migratórios como, pássaros, tartarugas, e vários mamíferos são capazes de sentir o campo magnético da Terra. Como os animais percebem o magnetismo natural? Ainda não há um conhecimento preciso sobre como essa percepção acontece, qual é o mecanismo de detecção, e quais órgãos estão envolvidos.

A migração é o movimento sazonal regular, realizado por muitas espécies animais, devido a mudanças na disponibilidade de comida, da qualidade de vida no seu habitat natural, ou então por causa de severas alterações no clima. Estima-se que cerca de 40% das aves do mundo migram. Em geral, as linhas migratórias ocorrem ao longo da direção norte sul. Um padrão comumente observado no hemisfério norte, em várias espécies de aves, como gansos, patos, cegonhas, pombas e andorinhas, envolve voar para o norte na primavera e se reproduzir no verão, para em seguida retornar no outono para terrenos de invernada nas regiões setentrionais. O motivo principal para os movimentos migratórios parece ser a escassez de comida, haja visto que algumas espécies quando foram alimentadas não migraram. A andorinha do Ártico possui o recorde de migração de longa distância para as aves, viajando entre os criadouros do Ártico e da Antártica. Os albatrozes, circulam a Terra, sobrevoando os oceanos do sul, enquanto outras, como as aves cagarras, migram cerca de 14.000 km entre os territórios nordestinos e o oceano austral.[1]

Várias espécies de mamíferos também executam

---

[1]Lincoln, F. C. (1979). Migration of Birds. Circular 16. Fish and Wildlife Service.

movimentos migratórios, viajando grandes distâncias em decorrência das mudanças de estações. Algumas retornam ao ponto de partida, enquanto outras se adaptam em novos lugares. O bisão americano é um exemplo de migrante nômade. Outro exemplo são os pequeninos lêmingues, os ratos vertebrados do extremo norte da Noruega. Estes se reproduzem tão rapidamente que cria-se um caos populacional, curiosamente aproximadamente a cada quatro anos. Alguns acreditavam que eles cometiam suicídio em massa, pulando de penhascos, durante suas migrações. Mas isso não é um suicídio deliberado, em que o animal voluntariamente escolhe morrer, mas sim, um resultado de seu comportamento migratório. O comportamento dos lêmingues é muito similar ao dos demais roedores que apresentam enormes crescimentos periódicos de população, e que, por isso, se dispersam para todas as direções em busca de alimento e abrigo que o ambiente de origem não mais oferece.[2] Outras espécies que migram são os carneiros selvagens, cervos, e alces.

Além de aves e mamíferos, também répteis, anfíbios e peixes realizam migrações. Foi observado que algumas cobras também migram no outono. Rãs malhadas migram em direção às nascentes para botar seus ovos. No hemisfério norte, as borboletas monarcas voam no inverno para o sul em direção ao México, e algumas espécies de libélula migram ao longo da costa do Pacífico, no outono. Os beija-flores e morcegos

---

[2]Lemmings Suicide Myth. ABC Science, 27 de abrl de 2004.

também são exemplos de animais migratórios. Nos locais de clima mais rigoroso, como nas regiões geladas e onde há neve, com a chegada do inverno, além de uma dificuldade maior para se encontrar comida, água e abrigo, também tornam-se mais difíceis de encontrar. Contudo, também o calor extremo e a seca são motivos para migrar.

Na África Oriental, o Serengueti é uma extensa planície localizada ao norte da Tanzânia e sudoeste do Quênia, cobrindo uma área de aproximadamente 30.000 km^2. Essa região abriga a maior migração de mamíferos do mundo. Ali vivem centenas, senão milhares de espécies, onde se observa grandes movimentos de manadas em migração. Dentre essas estão os gnus, estimados em cerca de 1,3 milhão, que percorrem quase 3.000 quilômetros a cada ano fugindo da seca e seguindo as chuvas. Atrás desses vêm os predadores famintos, como leões e hienas. Também são observados ali movimentos migratórios de porcos selvagens, antílopes e zebras.

No parque nacional Kasanka, nas florestas tropicais da República Democrática do Congo, estima-se que cerca de 10 milhões de morcegos percorrem 2.000 km ao migrar. No parque nacional Minneriya no Sri Lanka é observado um agrupamento de cerca de 300 elefantes, durante a estação seca. No planalto tibetano, rebanhos de até 1.000 fêmeas de antílopes tibetanos podem ser vistos migrando quase 600 km, entre o inverno e o verão. As evidências de que os animais também podem sentir os efeitos do campo magnético da Terra surgiram em meados do século 20, obtidas pelos estudantes do laboratório de Friedrich Wilhelm Merkel em Frankfurt, na Alemanha. A magnetorecepção foi confirmada pela primeira vez no pássaro europeu robin.[3] Hoje, esta é incontestável. Pode-se afirmar que bactérias, plantas e animais têm capacidade de detectar campos magnéticos.

As tartarugas-marinhas do leste da Flórida realizam uma das mais longas migrações da natureza, na qual circulam o oceano Atlântico norte, antes de retornar à costa norte-americana. Experimentos realizados com essa espécie mostraram que, estas, quando expostas a campos magnéticos similares àqueles encontrados em regiões oceânicas distintas, respondem nadando em direções que, em cada caso, ajudariam a mantê-las dentro da rota das correntes do Atlântico Norte, facilitando assim o seu movimento ao longo da via de migração. Os resultados das pesquisas indicam que as tartarugas têm um sistema de orientação no qual os campos magnéticos locais funcionam como marcadores de navegação, e provocam mudanças cruciais na correção da direção de natação entre diferentes limites geográficos.[4]

A orientação magnética está associada à existência de pequenos cristais de minerais magnéticos na cabeça

---

[3]F. C. Franklin via Wikimedia Commons.

[4]Kenneth J. Lohmann, Shaun D. Cain, Susan A. Dodge, Catherine M. F. Lohmann. Regional Magnetic Fields as Navigational Markers for Sea Turtles. Science 12 Oct 2001: Vol. 294, Issue 5541, pp. 364-366 DOI: 10.1126/science.1064557.

dos animais, que podem atuar como uma bússola microscópica.[5] Os receptores magnéticos nas tartarugas atuam em algum tipo de mecanismo associado à esses microcristais, que são sensíveis ao campo magnético terrestre. O movimento destes, seguindo as linhas de campo locais, seriam transmitidos às células capilares que comunicam ao sistema nervoso central qualquer alteração percebida durante o nado em suas migrações.[6] Nos salmões e nas aves, as estruturas de micropartículas magnéticas foram encontradas na região da cabeça, próximo do olho.

Outro mecanismo indicado pelas pesquisas é baseado em fotorreceptores, ou seja, receptores sensíveis à luz, os chamados criptocromos. Os criptocromos estão estruturalmente intimamente relacionados às flavoproteínas, evolutivamente antigas, que catalisam os processos pelos quais a célula identifica e corrige os danos das moléculas de DNA que codificam o seu genoma. Dois estudos de pesquisadores da Universidade de Lund, na Suécia, e da Universidade Carl von Ossietzky, em Oldenburg, na Alemanha, indicam que essa capacidade é resultado de uma proteína especial nos olhos das aves, chamada criptocromo Cry4, sensível à luz azul.[7] Assim, a capacidade sentir o campo

---

[5]Johnsen S, Lohmann KJ. Magnetoreception in animals. Physics Today, March 2008.

[6]Edgar T. "Animal Magnetism: How the Magnetic Field Influences Animal Navigation". Posted on decodedscience.org, 30 Nov 2014.

[7]News of the Week. Magnetoreception. Animal Mag-

magnético da Terra depende da presença específica do comprimento de onda da luz azul. Os resultados também indicam que a produção dessa proteína tem uma atividade mais acentuada durante a época da migração. Estes também poderiam ser usados para detectar o campo magnético terrestre, e estariam ainda envolvidos no controle do ritmo biológico dia-e-noite.

Os criptocromos foram encontrados na retina de pássaros migratórios, assim como em alguns peixes e insetos. A sensibilidade ao magnetismo ambiente parece também envolver a percepção de uma ampla gama de cores, que variam com a direção do movimento.[8] Essa sensibilidade animal representa um aspecto vital para a sobrevivência de muitas espécies, que fogem das baixas temperaturas nos locais de inverno rigoroso em movimentos migratórios em massa. O salmão, por exemplo, realiza migrações percorrendo longas distâncias nos oceanos e rios, até chegar à área de desova onde nasceu, e onde ainda encontra maior fartura de insetos aquáticos dos quais se alimenta. A presença dos criptocromos nos olhos, permite aos animais detectar quimicamente o campo magnético da Terra, através de um estímulo visual pelo qual estes se orientam. Portanto, as pesquisas indicam que a magnetorecepção e fotosensibilidade estão intrinsecamente relacionadas.

netism Guides Migration. Kathryn Brown. Science 12 Oct 2001: Vol. 294, Issue 5541, pp. 283-284 DOI: 10.1126/science.294.5541.283a.

[8]http://www.brains-explained.com/how-animals-sense-magnetism/

Estudos subsequentes indicaram que a sensibilidade magnética está relacionada à capacidade de detectar luz azul, violeta ou ultravioleta, que é a parte do espectro à qual os criptocromos reagem.[9] Interessantemente, foi constatado que também numa planta, os criptocromos são responsáveis pela sensibilidade desta ao campo magnético, e estes desempenham papéis importantes no seu crescimento e desenvolvimento.[10]

Um estudo realizado nos Estados Unidos aponta que os criptocromos também estão envolvidos na extraordinária migração das borboletas monarcas entre o México e a América do Norte.[11] Em outros experimentos realizados em moscas *Drosophila melanogaster* foram identificados fotorreceptores criptocromos nos olhos desse inseto, e verificou-se que existe uma relação entre a sensibilidade ao campo magnético e a presença de um comprimento de onda específico para

---

[9]Light-dependent magnetoreception in birds: the behaviour of European robins, Erithacus rubecula, under monochromatic light of various wavelengths and intensities. Wolfgang Wiltschko, Roswitha Wiltschko. Journal of Experimental Biology 2001 204: 3295-3302.

[10]I. Chaves, R. Pokorny, M. Byrdin, N. Hoang, T. Ritz, K. Brettel,L-O. Essen, G.T.J. van der Horst, A. Batschauer, M. Ahmad. The cryptochromes: blue light photoreceptors in plants and animals. Annu. Rev. Plant Biol. 2011. 62:335–64. DOI: 10.1146/annurev-arplant-042110-103759.

[11]Reppert, Steven M.; Gegear, Robert J.; Merlin, Christine (2010). "Navigational mechanisms of migrating monarch butterflies". Trends in Neurosciences. 33 (9): 399–406. doi:10.1016/j.tins.2010.04.004. PMC 2929297. PMID 20627420.

a luz, de tonalidade violácea. Se esta última estiver ausente, os insetos não demonstram a magnetorecepção. Ao estudar moscas deficientes em criptocromos, à despeito da luz utilizada, esses insetos também não demonstraram nenhuma sensibilidade magnética.[12]

Em 1957, experiências realizadas na Alemanha com pássaros aprisionados em gaiolas, mostraram que estes se agrupavam em determinadas partes da gaiola onde estivessem mais próximos de um campo magnético colocado nas proximidades. Também as abelhas revelaram uma capacidade de sensibilidade ao campo terrestre, através da qual conseguem retornar à colmeia mesmo após se afastarem por grandes distâncias. Acreditava-se que a percepção magnética dos animais era um mecanismo destinado a auxiliar o movimento migratório de várias espécies, como parte da luta pela sobrevivência.

Entretanto, essa sensibilidade também foi detectada em bactérias, o que representa um aspecto muito curioso, pois estas não migram. A explicação é que, nesse caso, a orientação perseguida é a do ângulo de mergulho, ou seja, para orientar o movimento desses organismos microscópicos para cima ou para baixo num meio, o que pode representar o caminho para a busca de alimentos, em suspensão ou depósitos. Minúsculas partículas de magnetita foram encontradas nas bacté-

---

[12]Gegear RJ, Casselman A, Waddell S, Reppert SM. Cryptochrome mediates light-dependent magnetosensitivity in Drosophila. Nature 454: 1014-1018 (2008).

rias, contidas em estruturas chamadas magnetossomas, que são organelos intracelulares constituídos por pequenos cristais magnéticos férricos, dispostas em uma cadeia linear. Quando estas se alinham com o campo magnético da Terra, elas literalmente giram o corpo da bactéria para direcioná-la em direção às camadas inferiores de sedimentos, mais ricas em nutrientes.

As pesquisas indicam que a magnetorecepção também está presente nos seres humanos, mas esse é um mecanismo intrincado e ainda pouco compreendido.[13,14] Na década de 1980, um experimento foi realizado em pessoas, que de olhos vendados, foram levadas para longe de casa.[15] Surpreendentemente, elas foram capazes de apontar na direção certa com mais frequência do que se esperaria por acaso. Ao usar ímãs em suas cabeças essa aparente precisão diminuiu. Mas esses resultados não tiveram uma credibilidade aceitável. Posteriormente, experimentos mais sofisticados em humanos foram realizados no Caltech, EUA, onde as pessoas foram colocadas em gaiolas, com bobinas elétricas próximas, para gerar um campo magnético

---

[13]Foley LE, Gegear RJ, Reppert SM. Human cryptochrome exhibits light-dependent magnetosensitivity. Nat Commun 2: 356 (2011).

[14]Yong E. "Humans have a magnetic sensor in our eyes, but can we detect magnetic fields?" Posted on blogs.discovermagazine.com, 21 June 2011.

[15]Baker RR. Goal orientation by blindfolded humans after long-distance displacement: possible involvement of a magnetic sense. Science 210: 555-557 (1980).

controlado. Foi feito então um registro da atividade EEG (eletroencefalograma) nas pessoas ao variar os campos magnéticos, e os resultados preliminares indicaram algum tipo de resposta.

Na Austrália, foi observado que uma espécie de traças foge das condições adversas das planícies áridas, migrando longas distâncias à noite para passar o verão em cavernas geladas, na região alpina do continente. Testes realizados em mariposas, confinadas em simuladores de voo, mostraram que estas também respondem à presença de um campo magnético, e parecem ainda se orientar com estímulos visuais. A conclusão é a de que, a orientação destas, se baseia numa ação conjugada de efeitos magnéticos e luminosos para realizar seu movimento migratório.[16,17]

Um fenômeno curioso, e que tem chamado a atenção de pesquisadores em todo o mundo, é o eventual encalhe de baleias observado em alguns locais, e que muitas vezes, acontece em grandes grupos. Em 1980, a bióloga britânica Margaret Klinowska percebeu uma correlação entre os locais de encalhe e as anomalias existentes no campo magnético terrestre. Ao que tudo indica, as baleias seguem a direção das linhas do campo da Terra, durante seu movimento migratório. Qualquer perturbação que possa existir no alinhamento do

---

[16]https://cosmosmagazine.com/geoscience/moth-species-uses-magnetism-to-migrate

[17]https://www.economist.com/science-and-technology/2018/06/21/the-first-clear-evidence-of-a-sense-of-magnetism-in-insects.

campo ocasiona uma perda de direção, e daí a confusão.[18] Acontece que existem muitas anomalias no campo magnético da Terra, e este ainda é sensível à perturbações na magnetosfera do planeta, que têm sua origem na radiação cósmica e no vento solar. Qualquer evento inesperado, como as explosões solares, podem afetar o campo terrestre de alguma forma.

Em 2001 os neuroanatomistas identificaram pela primeira vez uma área do cérebro de um mamífero que aparentemente processa informações de campo magnético. Um teste comportamental foi realizado em ratos-toupeira para avaliar o mecanismo da orientação magnética em vertebrados relacionada à atividade neuronal. Descobriu-se que o colículo superior do rato-toupeira zambiano (*Cryptomys anselli*) contém neurônios que respondem a estímulos magnéticos, e que esses atuam como mecanismo de orientação. Esses neurônios são direcionados seletivamente e organizados dentro de uma subcamada discreta. Esses resultados constituem evidências para o envolvimento de uma estrutura cerebral específica em mamíferos na magnetorecepção.[19]

Um fato curioso é que, esperava-se que o mecanismo de detecção magnética fosse um atributo ex-

[18]https://www.pbs.org/wgbh/nova/article/magnetic-impact-on-animals.

[19]P. Nemec, J. Altmann, S. Marhold, H. Burda, H. H. A. Oelschlager. Neuroanatomy of Magnetoreception: The Superior Colliculus Involved in Magnetic Orientation in a Mammal. Science 12 Oct 2001: Vol. 294, Issue 5541, pp. 366-368 DOI: 10.1126/science.1063351.

clusivo de espécies migratórias, como ferramenta de navegação. Contudo, resultados de um estudo realizado na Universidade de New England, NSW, indicam que também as galinhas domésticas têm capacidade para perceber o campo magnético da Terra.[20] As galinhas possuem não apenas uma bússola magnética, mas também um magneto-receptor baseado num minério de ferro, na área superior do bico. Como essas não são aves migratórias, por que precisariam disso? A hipótese levantada é a de que isso representa uma habilidade bastante antiga, que se originou em algum ancestral dessa ave, muito antes da domesticação. Testes em campos magnéticos com diferentes intensidades revelaram uma janela funcional em torno da intensidade do campo geomagnético local. Experimentos em galinhas, testadas sob luz monocromática azul e vermelha, mostraram uma dependência da sensibilidade magnética com o comprimento de onda da luz, com orientação possível sob luz azul, mas não sob luz vermelha. Expor galinhas a um campo oscilante de 1.566 MHz levou à desorientação.[21]

Ao que tudo indica, uma grande variedade de seres vivos utiliza a magnetorecepção como instrumento de orientação, conforme constatado em caracóis, moscas-

---

[20]Kathryn Brown. Animal Magnetism Guides Migration. Science 12 Oct 2001: Vol. 294, Issue 5541, pp. 283-284 DOI: 10.1126/science.294.5541.283a.

[21]Wiltschko W, Freire R, Munro U, Ritz T, Rogers L, Thalau P, Wiltschko R. The magnetic compass of domestic chickens, Gallus gallus. J. Exp Biol. 2007 Jul;210(Pt 13):2300-10.

das-frutas, abelhas, borboletas, salamandras, lagostas, sapos, morcegos, salmões, trutas, baleias, tartarugas-marinhas e ratos.[22] Apesar das evidências, uma descrição precisa de como exatamente essas criaturas podem sentir e usar o campo magnético da Terra, e quais órgãos estão envolvidos, ainda é objeto de estudos da comunidade científica em todo o mundo, e à cada dia, novas fascinantes descobertas são anunciadas. O campo magnético da Terra parece induzir uma reação química em proteínas quando certos comprimentos de onda da luz (principalmente azuis) atingem a retina. Isso resulta em sinais sendo enviados do olho para o cérebro através do nervo óptico. A natureza precisa da reação química nos criptocromos deve variar de acordo com o ângulo de mergulho das linhas do campo magnético, que é característico de cada região, e a inclinação é um indicador da localização.[23]

A detecção magnética, pelo que tudo indica, tem um mecanismo muito mais simples do que o sentido da visão, que requer grandes quantidades de capacidade de computação neural. Além disso, na medida em que o conhecimento científico evolui, percebe-se que isso pode ser apenas mais um componente entre vários outros disponíveis para auxiliar a orientação. E

---

[22]https://www.australiangeographic.com.au/topics/science-environment/2014/05/animal-magnetism-how-animals-use-earths-magnetic-field.

[23]Roswitha Wiltschko. Magnetic Orientation in Animals. Series Volume 33, 1995. Springer-Verlag Berlin Heidelberg eBook ISBN 978-3-642-79749-1. DOI 10.1007/978-3-642-79749-1.

se isto, está presente no mundo animal, também deveria existir em nós humanos. Na década de 1970, o zoólogo Robin Baker, da Universidade de Manchester, no Reino Unido, afirmou ter demonstrado que os seres humanos também podem se orientar magneticamente. Entretanto, ninguém mais pôde reproduzir seus resultados. Na década de 1990, as pesquisas confirmaram que pequenas quantidades de cristais de magnetita natural também estão presentes no cérebro humano, assim como também possuímos os criptocromos na retina.

Em 2011, experimentos realizados foram com moscas-das-frutas geneticamente modificadas, de maneira a se tornarem deficientes em criptocromos, para perderem sua capacidade de navegação magnética. Ao adicionar o gene criptocromo humano às moscas, estas recuperaram sua capacidade de navegação pelo magnetismo. Isto indica uma correlação entre o criptocromo humano e o sensor magnético nos animais.[24] Por conseguinte, espera-se que os seres humanos também tenham habilidades de magnetorecepção, e acredita-se que o sensor magnético humano também participa da percepção visual espacial, em vez de atuar apenas como uma bússola de orientação.

---

[24]Foley, Lauren E.; Gegear, Robert J.; Reppert, Steven M. (2011). "Human cryptochrome exhibits light-dependent magnetosensitivity". Nature Communications. 2 (6): 356–. doi:10.1038/ncomms1364. PMC 3128388. PMID 21694704.

Capítulo 6

A Terapia Magnética de Campo Estático

Muitas lendas antigas contam sobre efeitos extraordinários de ímãs. São conhecidos relatos sobre a levitação de estátuas em templos utilizando rochas magnéticas, sobre a existência de montanhas magnéticas no oriente que podiam arrancavam os pregos de ferro dos navios que passassem próximos, sobre a capacidade dos ímãs de arrancarem órgãos de seres vivos, extraírem ouro (que não é magnético) da areia, sobre unguentos magnéticos que fariam crescer cabelo, emplastros magnéticos para aliviar a dor de cabeça, e assim por diante. O uso de amuletos magnéticos para a cura de enfermidades também remonta à mais remota antiguidade. Dizem que Cleópatra (69 d.C.-30 d.C.) usava um amuleto magnético na testa, para preservar sua juventude.

A presença do magnetismo em procedimentos de

saúde, portanto, não é nova. Desde há muito tempo se busca o uso terapêutico de ímãs e materiais magnéticos. Por volta de 500 a.C., um antigo médico indiano, chamado Sushruta, começou a utilizar ímãs em procedimentos cirúrgicos, e escreveu o tratado *O Compêndio de Suśruta* (Sushruta Samhita). Sua obra é reconhecida como um dos mais importantes tratados antigos sobre medicina, e é considerado um texto fundamental do *Ayurveda*. O tratado aborda todos os aspectos da medicina geral, onde são apresentados relatos detalhados de cirurgia.[1] Sushruta é citado hoje na Índia como "o pai da cirurgia".

Para muitos, o magnetismo é um comportamento misterioso de alguns materiais, que encanta e desperta a curiosidade, mesmo sem terem a menor noção da sua origem, suas propriedades, e dos seus efeitos sobre a matéria. O uso de campos magnéticos para benefício da saúde é portanto prática antiga, e é o assunto da terapia magnética. Para quem acredita, divulga e pratica, sujeitar determinadas partes do corpo ao campo de um ímã tem efeito benéfico para a saúde.

Hoje em dia encontramos ímãs nos mais variados artefatos, comercializados em diferentes aspectos, fabricados tanto de materiais rígidos quanto flexíveis. Como uso terapêutico, esses podem estar incorporados

---

[1]Champaneria, Manish C.; Workman, Adrienne D.; Gupta, Subhas C. (July 2014). "Sushruta: father of plastic surgery". Annals of Plastic Surgery. 73 (1): 2–7. doi:10.1097/SAP.0b013e31827ae9f5. ISSN 1536-3708. PMID 23788147.

em fitas, cintas, palmilhas, colares, braceletes, pulseiras, almofadas e colchões, e representam atualmente um mercado bilionário em todo o mundo. A força atrativa de um ímã cai com a distância, e assim, tem-se a noção de que, quanto mais perto, melhor deveria ser seu efeito. A grande controvérsia é se existe mesmo algum efeito terapêutico para o uso de magnetos colocados sobre a pele.

Magnetoterapia, ou terapia magnética de campo estático, é uma prática de medicina alternativa pseudocientífica, que utiliza campos magnéticos estáticos fracos, produzidos por um ímã permanente, aplicados à determinadas partes do corpo, de forma a promover efeitos benéficos à saúde. Para seus defensores, os ímãs têm a capacidade de alterar os campos bioenergéticos e o fluxo de energia vital em nosso corpo, e a manipulação desses campos permite tratar doenças ou ferimentos. A propaganda dos que comercializam ímãs terapêuticos propõe usar um pequeno ímã, dentro de uma pulseira ou outro dispositivo, para alterar o fluxo sanguíneo que irriga certa área do corpo, e desse modo, ajudar os tecidos a curar mais rapidamente.

A ideia inicialmente pode parecer atraente, haja visto que o sangue contém ferro ligado à hemoglobina, e os ímãs atraem o ferro. Entretanto, os compostos contendo ferro, que respondem à atração magnética, precisam estar num estado paramagnético ou ferromagnético. A hemoglobina é a proteína do sangue que transporta oxigênio, e embora esta seja fracamente diamagnética, quando oxigenada, ou paramagnética, quando desoxigenada, os ímãs usados na terapia magnética de campo estático são muito fracos para ter qualquer efeito mensurável no fluxo sanguíneo. Além disso, a espessura da pele humana contribui para enfraquecer ainda mais os efeitos magnéticos de ímãs fracos.

A magnetoterapia é um método não invasivo, porque utiliza uma ferramenta externa para tratar uma determinada região do corpo. A unidade comumente usada para indicar a intensidade do campo nos artefatos comercializados é o Gauss. Existe ainda o Tesla, sendo 1 Tesla = 10.000 Gauss. O campo terrestre, tem uma intensidade média menor do que 1 Gauss, e depende ainda da região do globo. Num ímã de geladeira, o campo é algo em torno de 10 Gauss. Tipicamente, os ímãs terapêuticos mais usados têm campos magnéticos que variam desde algumas centenas até milhares de Gauss. Acredita-se que a área da superfície do corpo que recebe o fluxo magnético é importante para determinada aplicação, ou seja, o tamanho do imã é terapeuticamente importante. Em geral, os produtos magnéticos são comercializados com alegações de eficácia para reduzir a dor de várias origens.

Vários estudos têm sido conduzidos, nos últimos anos, para verificar se realmente há alguma eficácia que possa ser definitivamente comprovada para o uso dos magnetos permanentes como prática diária recomendável. Contudo, alguns apontam que os dispositivos magnéticos estáticos não oferecem mais ou nenhum benefício do que aqueles desprovidos de um ímã.[2] Alguns chegam até mesmo a ser categóricos: "Não, eles não funcionam. Isto é um golpe!"Apesar disso, ímãs em amuletos ainda continuam bastante populares.

Na antiguidade, o misticismo sobre o uso terapêutico de ímãs era bem popular, e curandeiros usavam ímãs para tratar uma variedade de doenças. Não havia então distinção entre medicina convencional e medicina alternativa. Para muitos, a medicina alternativa é um conjunto de práticas que não são reconhecidas pela medicina convencional, como a medicina ortomolecular, dietas e remédios populares, quiropraxia e massagens, uso de chás, benzedeiras, etc. Diversas práticas esotéricas, de medicina alternativa, de espiritualismo e pseudociência, fazem referência à bioenergia ou energia vital. Em seu significado no esoterismo, a bioenergia representa a energia ou ligação permanente que une o corpo e a mente. Seria essa a energia cósmica, a energia vital e psíquica, a energia que dá vida à vida, acumulada e guiada pela mente.

No estudos sobre bioenergia, medicina energética, medicina vibracional e conscienciologia, considerase o estado vibracional como uma possível maneira para se adquirir e manter o estado de equilíbrio energético do indivíduo, e consequentemente, de saúde e bem-estar.[3] Cita-se a energia no corpo humano em múl-

[2]Pittler, Max H. (March 2008). "Static magnets for reducing pain". Focus on Alternative and Complementary Therapies. 13 (1): 5. doi:10.1211/fact.13.1.0003.

[3]http://www.bioenergetica.com.br/bioenergia-energia-

tiplas denominações, como energia bioplásmica, prana, fluido vital, energia biocósmica, força vital, etc. Nesse contexto, acredita-se que existem campos bioenergéticos nos seres vivos, que podem impregnar ambientes e efetuar trocas de energias com outras pessoas.

Um ponto de destaque é que, a força vital não faz diferenciação entre dor física e dor emocional, e ambas são simplesmente expressões de energia bloqueada. Há milhares de anos os chineses falavam de uma energia vital, por eles denominada de Chí (ou Ki), que impregna a matéria animada e inanimada, cujo equilíbrio ou desequilíbrio, por meio das forças Yin e Yang, resulta na saúde ou doença. Nisso se baseia a antiga arte da acupuntura, que busca promover o equilíbrio do fluxo de energias no corpo através de canais energéticos, também chamados de meridianos.

No Taoísmo, Ki é a energia sutil, básica, presente em tudo, que carrega as forças psíquicas e vitais. A matéria é uma massa de Ki bruta, concentrada, e o espírito é uma nuvem de Ki plena. O *I Ching*, ou Livro das Mutações, é um dos mais antigos textos chineses, considerado como oráculo e obra filosófica, que revela como meio de aprimoramento para o ser humano o viver de forma equilibrada, harmônica e em sintonia com o seu próprio destino. Assume-se que há um constante fluxo energético que continuamente cria e altera o mundo em que vivemos, e o que é material é formado

---

humana-e-possiveis-utilizacoes-para-o-bem-estar-e-saude-das-pessoas.

por quantidades diferentes de dois elementos opostos, Yin e Yang, que expõem a dualidade de tudo que existe no universo, e que representam as duas forças fundamentais, opostas e complementares, presentes em toda parte.[4]

Para os místicos, Reiki se refere a uma técnica de canalização conduzida de Ki para fins curativos. Ki é a força da vida, a energia que no seu fluxo anima todos os seres vivos e permeia o Universo, ligando todas as coisas como um todo. É a energia básica que intermedeia o físico com o espiritual, através da qual o humor e o pensamento agem sobre o mundo físico. Ao considerar que o sistema nervoso funciona à base de impulsos elétricos, e que correntes elétricas produzem campos magnéticos, é assumido que todos os organismos vivos têm um campo eletromagnético, designado aura. A ideia apregoada é a de que a aura pode ser influenciada por campos energéticos externos, e dessa forma, isso torna possível estimular o sistema nervoso com mecanismos apropriados.

A bioenergética, por outro lado, é uma técnica corporal desenvolvida pelo psicanalista americano Alexander Lowen, a partir dos estudos de Wilhelm Reich, que se dispõe a uma função terapêutica, que através do corpo, conecta o indivíduo com suas emoções. Considera-se que, ao reprimir nossas emoções, criamos tensões na musculatura do corpo, o que demanda

---

[4]Lao-Tsé. Tao Te Ching: o livro que revela Deus. Tradução de Huberto Rohden. São Paulo. Martin Claret. 2003. p. 25.

energia do nosso próprio sistema vital, e essas tensões bloqueiam funções emocionais essenciais como amor, ação, sexualidade, alegria, prazer e relaxamento. Na bioquímica, a bioenergética é o estudo quantitativo da transdução (processo pelo qual uma energia se transforma em outra de natureza diferente) de energia que ocorre em células vivas, e também, a função dos processos químicos que fundamentam essas transduções. Esta é também assunto da fisiologia, usada para analisar os processos químicos que tornam possível a vida celular do ponto de vista energético.

Existem diferentes modalidades de terapias magnéticas divulgadas como procedimentos de cura. Na terapia de campo magnético estático, ou SMF (*Static Magnetic Field*), considera-se que os polos de um ímã têm diferentes efeitos de cura: o polo norte, acalma e reduz a inflamação, e o polo sul estimula e promove a cura, o crescimento e a atividade. Um ímã é aplicado sobre a pele de uma pessoa, como numa pulseira magnética ou numa joia. Pode ainda ser colocado uma bandagem com um imã, ou um imã numa palmilha de sapato, ou até mesmo vários ímãs num colchão. Na terapia magnética com acupuntura, os ímãs são colocados como numa sessão de acupuntura. Em geral, as terapias de campo magnético são indicadas como opção de tratamento para diferentes tipos de dor, como dor nos pés ou nas costas. O alerta é não fazer terapia de campo magnético se a pessoa usa um marcapasso, tem uma bomba de insulina, ou se está grávida, e deve-se ainda remover todos os ímãs antes de exames, como raios X ou ressonância magnética.

A ressonância magnética nuclear (RMN, ou MRI, para *Magnetic Resonance Imaging*) é uma tecnologia de imagem não invasiva que produz imagens anatômicas tridimensionais bem detalhadas. Essa é também uma das melhores técnicas para se obter imagens do cérebro e da medula espinhal. O exame usa um forte campo magnético (cerca de 0,2 a 3 teslas) e ondas de rádio, para gerar imagens de partes do corpo que não podem ser vistas com raios-X, tomografia computadorizada ou ultrassom. A MRI permite obter imagens dentro das articulações, cartilagens, ligamentos, músculos e tendões. A ressonância magnética também é usada para examinar estruturas internas do corpo e diagnosticar uma variedade de distúrbios, como acidentes vasculares cerebrais, tumores, aneurismas, lesões na medula espinhal, esclerose múltipla e problemas nos olhos ou ouvidos internos, e ainda é capaz de medir a estrutura e a função cerebral.

O corpo humano tem uma constituição de aproximadamente 60% de água, sendo que 2/3 desta está no fluido intracelular, e 1/3 no fluido extracelular. As moléculas de água contêm átomos de hidrogênio cujo núcleo é um próton, que pode alinhar seu spin em um forte campo magnético quando estimulados por radiofrequência. Dessa maneira, no exame de ressonância magnética nuclear, além do forte campo magnético externo, é aplicado um campo de radiofrequência, cujo sinal oscilante cria um campo magnético variável, de onde os prótons absorvem a energia e respondem fazendo transições para estados de energia mais alta, alinhando seus spins com o campo externo. Um sistema de detecção registra e analisa esse sinal. É um exame seguro e indolor. Além da imagem estrutural, a ressonância magnética também pode ser usada para visualizar a atividade funcional do cérebro, medindo ali as alterações no fluxo sanguíneo em diferentes regiões. No entanto, os aparelhos de ressonância magnética não curam ninguém, e são usados apenas para diagnóstico. O campo magnético em um exame de ressonância magnética não tem nenhum efeito terapêutico sobre o corpo.

Alguns acreditam que um campo magnético é capaz de desencadear mecanismos bioquímicos e fisiológicos, como por exemplo, aumentar o fluxo sanguíneo, trazendo mais oxigênio e nutrientes à determinado local, eliminar resíduos, modular o fluxo de cálcio através do corpo atraindo íons de cálcio para curar um osso quebrado, ajudar a mover o cálcio para fora das articulações artríticas dolorosas, alterar a acidez ou alcalinidade dos fluidos corporais, afetar a produção de hormônios, alterar a atividade enzimática e outros processos bioquímicos, estimular o fluxo de energia através dos meridianos da acupuntura, ou alterar o alinhamento dos cromossomos celulares. Os usos gerais recomendados para a terapia magnética incluem alívio da dor e desconforto, redução da inflamação, melhor circulação, capacidade de combater infecções, redução do estresse, promoção do sono, correção de vários distúrbios do sistema nervoso central, aumento da energia geral, aceleração da cicatrização (especialmente fraturas ósseas) e aprimoramento do desempenho atlético.[5]

Um mito comumente divulgado comercialmente é o de que beber água magnetizada numa garrafa, com pequenos magnetos, é bom para a saúde. Mas o fato é que, não há nenhum suporte científico que confirme que a água possa ser magnetizada permanentemente, e muito menos em campos fracos, como os de magnetos diminutos. Muitas vezes se lê numa propaganda de tratamento via terapia magnética que o uso de ímãs na pele ajuda a melhorar o fluxo sanguíneo. Mas na verdade os magnetos ordinários não são capazes de atrair o sangue. O campo magnético da Terra, que afeta cada um de nós continuamente, tem uma intensidade média de apenas cerca de 0,5 Gauss. Esse é o tipo de intensidade de campo a que nossos corpos estão acostumados. Um ímã de geladeira pode ter algo em torno de 35 a 200 Gauss, enquanto os ímãs comercializados para terapia magnética são tipicamente de 300 a 1000 Gauss. Em comparação, os aparelhos de ressonância magnética podem ter campos de até 200.000 Gauss. Ademais, pessoas que trabalham lidando com campos magnéticos extremamente elevados não são mais saudáveis do que as demais.

---

[5]R. Lawrence, P. Rosch e J. Plowden, Magnet Therapy: The Pain Cure Alternative. Prima Publishing March 18, 1998.

Um benefício comumente apontado para a terapia magnética é o de estimular o fluxo sanguíneo nos tecidos subjacentes ao artefato magnetizado. Contudo, a controvérsia maior está no fato de que o campo dos ímãs terapêuticos comercializados nos dispositivos de magnetoterapia é muito fraco, diminui rapidamente com a distância, e é ainda afetado fortemente pela permeabilidade magnética do meio que atravessa, como o tecido muscular, ossos, vasos sanguíneos e órgãos. Testes realizados em humanos, com campos magnéticos aplicados da ordem de 1 Tesla, não mostraram nenhum efeito perceptível sobre o fluxo sanguíneo local ou na oxigenação de tecidos.[6] Campos magnéticos estáticos também não são capazes de gerar corrente elétrica, se não houver um movimento relativo entre o ímã e o condutor. Assim, não se espera que pequenos artefatos magnéticos colocados sobre a pele possam gerar correntes elétricas no interior do corpo.

Os dispositivos empregados na magnetoterapia são geralmente considerados seguros e não oferecem nenhum risco à saúde. Nenhum dano ou efeito prejudicial jamais foram relatados. Entretanto, uma verificação comprobatória da hipótese de que os ímãs são capazes de promover o equilíbrio bioenergético dos campos eletromagnéticos do nosso corpo ainda não é reconhecida pela medicina tradicional.[7] Estima-se que a indústria

---

[6]Rawls, Walter C.; Davis, Albert Belisle (1996). Magnetism and Its Effects on the Living System. Acres U.S.A. ISBN 0-911311-14-9.

[7]Christopher Wanjek. Bad Medicine: Misconceptions and

mundial de magnetoterapia totaliza vendas de mais de um bilhão de dólares anuais, a despeito de que os regulamentos da *Food and Drug Administration* proíbem a comercialização de qualquer produto de magnetoterapia que utilize alegações médicas.[8]

Todavia, apesar da controvérsia e de alguns estudos já realizados, esse assunto não parece ainda esgotado. A maioria das publicações a respeito, de caráter científico, não reconhecem a eficácia do uso terapêutico de ímãs permanentes.[9] Argumenta-se que aqueles que defendem a prática da magnetoterapia ainda não conseguiram apresentar nenhuma prova convincente, com resultados positivos cientificamente comprovados, para justificar sua aceitação como procedimento terapêutico eficaz. A propaganda mais veiculada na comercialização do uso terapêutico de ímãs permanentes é a de que esses são capazes de aliviar a dor. A opinião com base científica é a de que os ímãs não têm efeito comprovado sobre a dor.

Os defensores da magnetoterapia propõem usar ímãs para tratar condições tão diversas como artrite reumatoide, osteoartrite ou fibromialgia, ossos quebra-

Misuses Revealed, from Distance Healing to Vitamin O. ISBN: 978-0-471-43499-3 October 2002 288 Pages.

[8]Russell, Jill; Rovere, Amy, eds. (2009). "Magnetic therapy". American Cancer Society Complete Guide to Complementary Alternative Cancer Therapies (2nd ed.). Atlanta, Ga.: American Cancer Society. ISBN 978-0944235713.

[9]Bruce L. Flamm. Magnet Therapy: A Billion-dollar Boondoggle. Volume 30, No. 4 July, August 2006.

dos, aumento da próstata, tumores fibroides e tecido cicatricial.[10] A medicina tradicional todavia ainda não reconhece nenhuma eficácia comprovada para o uso de magnetos como tratamento de saúde, e considera que os campos magnéticos estáticos não têm realmente nenhum efeito demonstrável no fluxo sanguíneo ou no tecido vivo. Esses campos são tão superficiais, que mal se estendem além do tecido em que estão encerrados, quanto mais a qualquer profundidade significativa de tecido abaixo da pele.[11]

A terapia magnética é tida por alguns como irrealista, pois se o tecido humano fosse afetado por ímãs, seria de se esperar que os fortes campos magnéticos gerados pela ressonância magnética tivessem efeitos profundos. No entanto, considera-se que esses não apresentam nem efeitos ruins e nem de cura. Todavia, um estudo realizado em 1.000 pessoas expostas à ressonância magnética revelou que, em um número significativo de casos, foram relatados efeitos negativos, como gosto metálico na boca ou piora de alguns sintomas. Alguns apontam que, se há mesmo algum efeito curativo dos ímãs permanentes, este é aparentemente pequeno, uma vez que a pesquisa publicada, tanto teórica quanto experimental, é fortemente ponde-

---

[10]Gary Null. Healing with Magnets. 224 pages Robinson Publishing (1998) ISBN 978-0786705306.

[11]Ratterman R, Secrest J, Norwood B, Ch'ien AP. Magnet therapy: what's the attraction? J Am Acad Nurse Pract. 2002 Aug;14(8):347-53. University of Tennessee at Chattanooga, USA.

rada contra qualquer benefício terapêutico desse tipo.[12]

Em 1997 todavia foi anunciado um resultado positivo a partir de um estudo realizado para analisar a resposta da dor a campos magnéticos estáticos, em pacientes com síndrome pos-pólio (SPP), i.e., pessoas que tiveram poliomielite e que desenvolvem fadiga, dor e fraqueza progressivas 15 anos ou mais após a recuperação da poliomielite.[13] O estudo aponta que os pacientes que receberam um dispositivo magnético ativo apresentaram uma redução média do nível de dor, enquanto outros que receberam dispositivos placebos experimentaram uma diminuição muito menor. A conclusão apresentada é a de que, em pacientes com síndrome SPP, a aplicação de um dispositivo que fornece campos magnéticos estáticos de 300 a 500 Gauss durante 45 minutos na área afetada, ao longo de um *trigger-point* da dor, resulta em alívio significativo e imediato desta. Apesar disso, o estudo foi considerado um tanto controverso pela comunidade científica, e os pesquisadores nunca mais publicaram novamente sobre esse assunto.

Em 2011 foi anunciada a descoberta de que a viscosidade do sangue pode ser reduzida com campos magnéticos de 1 T ou acima aplicados na direção do

---

[12]Finegold, L., Flamm, B. L. (2006). Magnet therapy. BMJ (Clinical research ed.), 332(7532), 4. doi:10.1136/bmj.332.7532.4.

[13]Vallbona C., Hazlewood C.F., Jurida G. Response of pain to static magnetic fields in postpolio patients: a double-blind pilot study. Arch Phys Med Rehabil. 1997 Nov; 78(11):1200-3.

fluxo sanguíneo.[14] A viscosidade do sangue é um fator importante nas doenças cardíacas. Quando esta aumenta, pode danificar os vasos sanguíneos e aumentar o risco de ataques cardíacos. Atualmente, o único método de tratamento é tomar medicamentos, como o ácido acetilsalicílico (ou aspirina), que tem, no entanto, vários efeitos colaterais indesejados. A pesquisa mostra que um pulso de campo magnético de 1,3 T com duração de cerca de 1 min pode reduzir a viscosidade do sangue em até 30%. Contudo, após a exposição, na ausência de campo magnético, a viscosidade do sangue sobe lentamente, e leva algumas horas para retornar ao valor original. Mas o processo é repetitivo. Todavia, as críticas destacam que o estudo foi feito num tubo de vidro, que é muito maior do que as menores artérias das pessoas. E ainda, o efeito foi observado com campo alinhado com o tubo, mas as artérias num organismo vivo não são retas e nem paralelas. Embora o resultado pareça animador, ainda há um longo caminho a percorrer para viabilizar essa terapia.

Em outra pesquisa, realizada em 2003, a terapia magnética de campo estático foi testada no tratamento da neuropatia diabética sintomática, buscando determinar se o uso constante de palmilhas de sapato, com ímãs multipolares (450 Gauss) pode reduzir os níveis

---

[14]Tao, Rongjia and Huang, Ke. (2011). Reducing blood viscosity with magnetic fields. Physical review. E, Statistical, nonlinear, and soft matter physics. 84. 011905. 10.1103/PhysRevE.84.011905.

de dor neuropática.[15] Um grupo de 375 pacientes foi designado para usar constantemente palmilhas magnetizadas durante 4 meses; um outro grupo placebo usou um dispositivo similar, não magnetizado. Os resultados indicaram efeitos estatisticamente significativos durante o terceiro e quarto meses. Os campos magnéticos estáticos podem penetrar até cerca de 20 mm na pele e parecem ter como alvo os receptores de danos, ou nociceptores na epiderme e na derme. Estes são terminações nervosas responsáveis pela nocicepção ou algesia, termo médico para a recepção de estímulos aversivos, transmissão, modulação e percepção de estímulos agressivos. Ao que parece, os benefícios analgésicos podem ser alcançados ao longo do tempo.

Um estudo foi feito para analisar o efeito da terapia magnética para curar uma inflamação induzida nas patinhas de ratos. Grupos diferentes foram submetidos a campos de magnetos permanentes de intensidades 10 mT (miliTesla), 70 mT ou 400 mT. Observou-se uma diminuição no inchaço devido à inflamação nos grupos de 10 mT e 70 mT, mas não naquele de 400 mT. Foi apontado um pequeno efeito curativo dependente da

---

[15]Weintraub MI, Wolfe GI, Barohn RA, Cole SP, Parry GJ, Hayat G, Cohen JA, Page JC, Bromberg MB, Schwartz SL, and the Magnetic Research Group. Static magnetic field therapy for symptomatic diabetic neuropathy: a randomized, double-blind, placebo-controlled trial. Archives of Physical Medicine and Rehabilitation, 2003, Volume 84, Issue 5, 736 - 746. Doi: 10.1016/S0003-9993(03)00106-0.

dose e do tempo de tratamento.[16]

Em 2007 foi realizado um estudo para avaliar a dosimetria das aplicações e fornecer uma justificativa e uma explicação para os parâmetros essenciais de dosagem que deveriam ser considerados em ensaios de terapia com campo magnético estático. Uma revisão crítica da dosimetria usada anteriormente em vários estudos clínicos revela que as dosagens utilizadas na maioria desses estudos eram tão baixas, que a exposição ao campo magnético no tecido alvo não podia ser caracterizada efetivamente. Sem saber se o campo magnético realmente atingiu o alvo, é impossível julgar a adequação da dosagem.

A fim de quantificar a exposição ao campo magnético estático no local da patologia, a recomendação é a de que este precisa ser claramente identificado, a distância da superfície do imã permanente ao alvo deve ser bem avaliada, os parâmetros físicos do imã permanente aplicado devem ser corretamente descritos, e o regime de dosagem precisa ser revelado com precisão. A conclusão é que, com uma dosimetria inadequada, quaisquer inferências extraídas de resultados negativos relatados são questionáveis.[17]

---

[16]Morris CE, Skalak TC., Acute Exposure to a Moderate Strength Magnetic Field Reduces Edema Formation in Rats. Am J Physiol Heart Circ Physiol. 2007 Nov 20Shares1010.

[17]Colbert AP, Markov MS, Souder JS. Static magnetic field therapy: dosimetry considerations. J Altern Complement Med. 2008 Jun;14(5):577-82. doi: 10.1089/acm.2007.0827. Helfgott Research Institute, National College of Natural Medicine, Portland,

Numa pesquisa, 29 pacientes com osteoartrite dolorosa do joelho receberam tratamento com terapia magnética em uma clínica durante quatro horas, onde o efeito placebo também foi avaliado. Esse último era um procedimento sem magnetismo, mas não revelado. Observou-se que o nível de dor teve maior redução no grupo de tratamento, em relação ao grupo placebo.[18] Outros relatos também apontam que, pacientes que sofrem dos sintomas dolorosos da neuropatia diabética tiveram significativamente menos ardor, dormência, formigueiro e dor no pé induzida por exercício repetitivo, quando tratados com terapia magnética. Esses benefícios ocorreram gradualmente, ao longo de cerca de quatro meses. Um estudo de revisão constatou que entre 42 relatos científicos, 37 mostraram que os ímãs trouxeram algum alívio significativo da dor, especialmente quando ímãs foram colocados em pontos-gatilho ao invés de serem aplicados diretamente no local onde doía. O tamanho do imã é apontado como uma variável terapeuticamente importante.

Um estudo mais recente teve como objetivo avaliar a segurança e eficácia da magnetoterapia no tratamento de vários tipos de dor. Os resultados mostraram que a

OR 97201, USA.

[18]Wolsko PM, Eisenberg DM, Simon LS, Davis RB, et al (2004). Division for Research and Education, Harvard Medical School, Boston, MA, USA. "Double-blind placebo-controlled trial of static magnets for the treatment of osteoarthritis of the knee: results of a pilot study."Alternative Therapies in Health and Medicine. 2004 Mar-Apr;10(2):36-43. PMID: 15055092.

eficácia da terapia magnética só foi aprovada em dores musculares, mas sua eficácia em outras indicações e sua aplicação como tratamento complementar não pôde ser verificada.[19] Os resultados evidenciam a necessidade de mais investigações a serem feitas, antes de apoiar quaisquer recomendações sobre a terapia de campo magnético estático.

Vários tipos de campos magnéticos não homogêneos, produzidos por corrente contínua, corrente alternada e varredura em movimento foram testados em 74 pacientes com úlcera trófica dos membros inferiores. Em cerca de 10-12 dias após o início da terapia magnética, a superfície da ferida foi completamente limpa dos tecidos necróticos, foram eliminadas as alterações inflamatórias circundantes e iniciada a epitelização das feridas.[20] Uma pesquisa foi dedicada a avaliar o efeito da exposição a um campo magnético estático na gastrite erosiva. Foi verificado um efeito clínico benéfico e estatisticamente significante da estimulação magnética funcional sobre os sintomas de gastrite erosiva.

Os resultados positivos permitem incentivar os gastroenterologistas a testar a exposição local e não homogênea a esse procedimento nos pacientes, para que essa

---

[19]Arabloo J, Hamouzadeh P, Eftekharizadeh F, Mobinizadeh M, Olyaeemanesh A, Nejati M, Doaee Sh. Health technology assessment of magnet therapy for relieving pain. Med J Islam Repub Iran. 2017 (11 June);31:31. https://doi.org/10.18869/mjiri.31.31.

[20]Alekseenko AV, Gusak VV, Tarabanchuk VV, Iftodiĭ AG, Sherban NG, Stoliar VF. Khirurgiia (Mosk). Magnetic therapy in treatment of patients with leg ulcers. 1998;(7):14-6.

intervenção possa se tornar um método alternativo ou complementar baseado em evidências no uso clínico, especialmente nos casos em que as opções de terapia convencional são contra-indicadas para tratar a gastrite erosiva.[21]

Para aqueles que acreditam na eficácia da terapia magnética, considera-se que o alívio da dor depende das especificidades da dor e de uma procedimento adequado, pois existem muitos tipos diferentes de dor, e muitas maneiras diferentes de se aplicar ímãs. A primeira questão é, qual deve ser a intensidade de campo magnético a ser utilizada? Este deve ser um campo estático ou um campo pulsante? E ainda, por quanto tempo é necessário manter a aplicação? Como deve ser feita essa aplicação? A terapia deve ser direcionada para "onde dói", ou para pontos-gatilho associados, ou nos pontos de acupuntura? São muitas variáveis a se considerar, e é preciso avançar nas pesquisas.

Atualmente muitas pessoas acreditam que a magnetoterapia ainda será desenvolvida de maneira a ter um papel importante na recuperação da saúde. Espera-se que, com o avanço tecnológico e do conhecimento científico sobre a interação entre magnetismo e saúde, algum dia se possa verificar se a terapia magnética realmente tem potencial no tratamento da dor. Se for

---

[21] Juhász M, Nagy VL, Székely H, Kocsis D, Tulassay Z, László JF. Influence of inhomogeneous static magnetic field-exposure on patients with erosive gastritis: a randomized, self- and placebo-controlled, double-blind, single centre, pilot study. J R Soc Interface. 2014;11(98):20140601. doi:10.1098/rsif.2014.0601.

mesmo definitivamente comprovado que essas terapias produzem resultados positivos, o benefício para os pacientes e o sistema de saúde pode ser enorme, pois estas representam um procedimento não invasivo, indolor, sem toxicidade e ao que tudo indica, sem efeitos colaterais.

Capítulo 7

A Terapia de Campo Pulsado

A crença no poder curativo dos ímãs é bastante antiga. Na Grécia antiga, os médicos já usavam ímãs de ferro para tratar artrite. No século XV, Paracelso (1493-1541), médico, alquimista, físico, astrólogo e ocultista suíço-alemão, acreditava que o magnetismo podia energizar o corpo e promover a cura. Na Alemanha do século XVII se usava o magnetismo para tratar dores de cabeça, gota e doenças venéreas. No século XIX, curandeiros magnéticos já eram comuns em vários países. No final do século XVIII, Franz Anton Mesmer (1734-1815), era um médico austríaco que criou a teoria do magnetismo animal, conhecido como mesmerismo. Mesmer foi quem criou a terapia por meio dos passes fluídicos e magnéticos, imposições de mãos, água fluidizada e outros meios inovadores.

No entanto, apesar de alguns feitos impressionantes na cura de alguns pacientes, enfrentou a hostilidade e rejeição dos médicos e estudiosos da época, e foi tratado como charlatão. O fundador da quiropraxia, no início, também era um curandeiro magnético.

Apesar de vivermos dentro de um campo magnético, ainda não sabemos muito sobre quais são os seus verdadeiros efeitos sobre o nosso corpo. Atualmente, dispositivos magnéticos para as dores do dia-a-dia têm se tornado cada vez mais populares, e representam hoje uma indústria multimilionária.[1] Na década de 1960, teve início um grande interesse da comunidade científica para se avaliar o real efeito terapêutico dos campos magnéticos. Basicamente existem dois tipos principais de ímãs: estáticos ou permanentes, que geram um campo magnético pelo próprio material de que são feitos, e os eletroímãs, que geram um campo magnético através de uma corrente elétrica.

O campo que os eletroímãs produzem pode ser ligado e desligado à vontade. Nos ímãs permanentes, o campo é estático, não pode ser desligado, e permanece ativo o tempo todo. Em princípio, um campo magnético pode penetrar em qualquer meio magneticamente permeável. Na terapia magnética a tendência é geralmente usar ímãs estáticos, que criam um campo magnético permanente, destinados principalmente ao

---

[1]Roger M. Macklis. History of Medicine |1 March 1993 Magnetic Healing, Quackery, and the Debate about the Health Effects of Electromagnetic Fields.

alívio da dor crônica. A maioria dos ímãs comercializados para fins de tratamento de saúde são ímãs estáticos, incorporados em braceletes, almofadas, colchões, colares, palmilhas e pulseiras.

Tratamentos com campos pulsados podem ser classificados em dois grupos principais, com base em suas características físicas e consequentes efeitos biológicos: um campo eletromagnético oscilante, ou um campo magnético pulsado. Atualmente, campos eletromagnéticos oscilantes gerados por eletroímãs já são amplamente utilizados na medicina convencional para diagnósticos em equipamentos de obtenção de imagens de alta tecnologia, como nos aparelhos de ressonância magnética.

Um ímã de campo pulsado é na verdade um eletroímã alimentado por um breve pulso de corrente elétrica, produzindo um pulso de campo magnético. De forma a produzir um campo magnético elevado num eletroímã é necessário usar uma grande corrente elétrica, o que por sua vez, acarreta grandes perdas resistivas e gera calor. Aplicando pulsos de corrente com intervalos de tempo maiores se permite a dissipação do calor, e assim grandes correntes podem ser usadas para gerar campos magnéticos intensos. O campo magnético produzido por ímãs de campo pulsado pode atingir entre 50 e 100 T, e durar várias dezenas de milissegundos.

Nas últimas décadas vem surgindo evidências de efeitos positivos da aplicação de campos pulsados em procedimentos terapêuticos para curar fraturas ósseas, tratar alguns tipos de ferimentos, assim como para reduzir certos tipos de dor. No entanto, estes não reduzem a dor de forma generalizada. Para um certo número de casos específicos, o uso de campos oscilantes têm produzido efeitos positivos sobre a saúde. Apesar das várias modalidades de tratamento possíveis, o mecanismo de ação de cada uma ainda não é muito bem compreendido.

Os resultados de alguns testes em animais indicam que os campos eletromagnéticos pulsados podem estimular a regeneração neuronal periférica e medular, assim como a recuperação funcional após uma lesão da medula espinhal. Esses campos parecem influenciar o influxo de cálcio através da membrana celular neuronal, que afeta as funções celulares essenciais, e os níveis dos principais fatores de crescimento do nervo, que afetam a regeneração. Além disso, estudos sugerem que esses campos podem alterar a matriz física da cicatriz tecidual que se forma após a lesão da medula espinhal, de um modo que é menos inibitório para o novo crescimento neuronal.

Foram observados benefícios terapêuticos desse procedimento em diferentes problemas ósseos e musculares, como auxílio à fixação interna e externa, melhora da restauração de osteotomias, aumento da densidade mineral óssea, redução da dor crônica, tratamento de fraturas e auxílio à osteonecrose femoral, prevenção e tratamento da osteoporose, artrite reumatoide e osteoartrite.[2]

Um estudo foi feito para avaliar o valor da terapia magnética na medicina de reabilitação em termos de campos magnéticos estáticos e campos magnéticos variáveis no tempo (oscilantes).[3] A discussão abrange as áreas de critérios científicos, modalidades de terapia magnética, mecanismos dos efeitos biológicos dos campos magnéticos, e perspectivas sobre o futuro da terapia magnética.

Estudos revelam que um campo eletromagnético oscilante de baixa frequência pode fornecer um método não invasivo, seguro e fácil de aplicação para tratar a dor, inflamação e disfunções associadas à artrite reumatoide e osteoartrite. Uma análise de vários estudos (modelos animais de artrite, sistemas de cultura celular e ensaios clínicos) realizados para avaliar o uso de campos pulsados para a cura de artrite, mostrou conclusivamente que esses não apenas aliviam a dor, na condição de artrite, mas também fornecem condroproteção (proteção da cartilagem articular), exercem ação

---

[2]A. Yadollahpour and S. Rashidi. Biomedical & Pharmacology Journal, vol. 7(1), 23-32 (2014). Therapeutic Applications of Electromagnetic Fields in Musculoskeletal Disorders: A Review of Current Techniques and Mechanisms of Action. http://dx.doi.org/10.13005/bpj/448.

[3]Carlos Vallbona and Todd Richards. Evolution of Magnetic Therapy from Alternative to Traditional Medicine. Physical Medicine and Rehabilitation Clinics of North America. vol. 10, Issue 3, August 1999, Pages 729-754. DOI: 10.1016/S1047-9651(18)30190-6.

anti-inflamatória, e ajudam na remodelação óssea.[4]

A terapia de campo pulsado tem sido também recomendada para pacientes incapazes de ativar voluntariamente os músculos abdominais.[5] Os resultados confirmam que a estimulação magnética funcional dos músculos abdominais pode gerar uma pressão intra-abdominal e intratorácica substancial positiva, e assim melhorar o fluxo respiratório. Esta permite estimular as raízes do nervo torácico para simular a tosse, melhorar a função glótica, e tem sido sugerida ainda para aumentar a micção e a defecação, prevenir a trombose venosa profunda, induzindo contrações da perna.

Atualmente, uma modalidade de terapia de campo pulsado é conhecida como estimulação magnética de baixo campo (LFMS), e é usada nos tratamentos clínicos na tentativa de curar tumores, fraturas ósseas sem união, glioblastomas (tumores cerebrais) e depressão.[6] A cicatrização tardia da ferida é uma complicação comum no diabetes mellitus. Um estudo foi feito para

---

[4]Low frequency pulsed electromagnetic field-A viable alternative therapy for arthritis Ganesan, K., Gengadharan, A.C., Balachandran, C., Manohar, B.M., Puvanakrishnan, R. 2009 Indian Journal of Experimental Biology 47(12), pp. 939-948.

[5]Polkey MI, Luo Y, Guleria R, Hamnegård CH, Green M, Moxham J. Am J Respir Crit Care Med. 1999 Aug;160(2):513-22. Functional magnetic stimulation of the abdominal muscles in humans. DOI: 0.1164/ajrccm.160.2.9808067.

[6]Martiny, K; Lunde, M; Bech, P (15 July 2010). "Transcranial low voltage pulsed electromagnetic fields in patients with treatment-resistant depression". Biological Psychiatry. 68 (2): 163–9. doi:10.1016/j.biopsych.2010.02.017. PMID 20385376.

investigar o efeito de campos eletromagnéticos pulsados de frequência extremamente baixa na cicatrização de feridas cutâneas em ratos diabéticos.[7] Os resultados obtidos mostraram que a taxa de cicatrização e a resistência à tração da ferida nesses casos foi significativamente melhorada. Além disso, o tempo de cicatrização das feridas diminuiu. Esses resultados fornecem evidências para apoiar o uso desses campos de forma a acelerar a cicatrização de feridas em diabéticos.

Uma pesquisa foi realizada para avaliar se a exposição repetitiva e cumulativa à LFMS tem algum efeito no tratamento de casos dolorosos, como dor nos pés, dor neuropática (que ocorre quando nervos no sistema nervoso central ou periférico não estão funcionando corretamente), se poderiam influenciar o sono na neuropatia periférica diabética sintomática, ou ainda, afetar a regeneração nervosa.[8] Observou-se que houve uma tendência à reduções de alguns sintomas da dor, e os resultados sugerem que mais estudos são necessários, por exemplo, para testar uma dosimetria mais alta assim

---

[7]Goudarzi, Iran Hajizadeh, Sohrab Salmani, Mahmoud Abrari, Kataneh. (2010). Pulsed electromagnetic fields accelerate wound healing in the skin of diabetic rats. Bioelectromagnetics. 31. 318-23. 10.1002/bem.20567.

[8]I Weintraub, Michael N Herrmann, David Gordon Smith, A M Backonja, Misha Cole, Steven. (2009). Pulsed Electromagnetic Fields to Reduce Diabetic Neuropathic Pain and Stimulate Neuronal Repair: A Randomized Controlled Trial. Archives of physical medicine and rehabilitation. 90. 1102-9. 10.1016/j.apmr.2009.01.019.

como um tempo maior de exposição ao campo.

Nos Estados Unidos, a agência *National Institutes of Health* (NIH) aponta que os resultados das pesquisas não apoiam o uso de ímãs estáticos para tratar qualquer forma de dor. Todavia, é reconhecido que campos eletromagnéticos pulsados podem ajudar no tratamento da osteoartrite. Em 2013, a *Food and Drug Administration*, nos EUA, aprovou um dispositivo que utiliza a estimulação magnética transcraniana (TMS) e o emprego de eletromagnetos fortes para tratar enxaquecas, estimulando as células nervosas no cérebro, que também pode ajudar em outras condições dolorosas.[9]

Um estudo foi desenvolvido para avaliar os efeitos a longo prazo da terapia BEMER (*Bio-Electro-Magnetic-Energy-Regulation*) em pacientes com fadiga significativa por esclerose múltipla. Esta é uma terapia de regulação de energia bio-eletromagnética, também conhecida como terapia vascular física, e é um tratamento médico alternativo baseado em terapia eletromagnética, uma técnica simples e não invasiva, usada para o tratamento da dor. Os resultados indicaram um efeito benéfico dessa terapia no tratamento da fadiga em pacientes com esclerose múltipla.[10]

Um estudo foi feito em cinco pacientes com neu-

---

[9]https://nccih.nih.gov/Health/magnets-for-pain. 9/17/2019.

[10]Piatkowski, Joachim Kern, Simone Ziemssen, Tjalf. (2009). Effect of BEMER Magnetic Field Therapy on the Level of Fatigue in Patients with Multiple Sclerosis: A Randomized, Double-Blind Controlled Trial. Journal of alternative and complementary medicine (New York, N.Y.). 15. 507-11. 10.1089/acm.2008.0501.

ralgia pudenda ou ciática, que receberam de 30 a 50 estímulos magnéticos pulsados nas raízes nervosas sacrais, que formam os plexos sacral e coccígeo.[11] A estimulação magnética sacral foi capaz de eliminar a dor nesses pacientes. Efeitos adversos não foram observados. Os resultados indicaram que a estimulação magnética das raízes nervosas sacrais pode ser uma modalidade terapêutica promissora para o alívio da dor pela neuralgia pudenda e ciática. Contudo, mais estudos precisam ser realizados para determinar a intensidade do sinal e a frequência mais apropriadas num tratamento por estimulação magnética.

Nenhuma terapia satisfatoriamente eficaz ainda está disponível para tratar a dor neuropática induzida por trauma ou doença, e as opções atuais de tratamento disponíveis têm vários efeitos colaterais. Os tratamentos com a terapia de campo magnético pulsado (PMFT, para *Pulsed Magnetic Field Therapy*) estão recebendo crescente interesse como uma abordagem terapêutica para várias doenças neuronais. Embora o mecanismo exato de ação dos tratamentos com PMFT seja desconhecido, os resultados relatados representam uma alternativa terapêutica promissora para o tratamento da dor neuropática, devido às suas ações anti-hiperglicêmicas, anti-inflamatórias, anti-hiperalgésicas, antialodínicas e

---

[11] Sato T, Nagai H. Sacral magnetic stimulation for pain relief from pudendal neuralgia and sciatica. Dis Colon Rectum. 2002 Feb;45(2):280-2. Department of Surgery, Jichi Medical School, Minamikawachi-machi, Kawachi-gun, Tochigi-ken, Japan.

neuroimunomodulatórias.[12]

A exposição a campos magnéticos pulsados demonstrou ter um benefício terapêutico em animais (por exemplo, camundongos, caracóis) e humanos. Um estudo investigou o potencial benefício analgésico dessa exposição nos limiares sensoriais e de dor induzida. Os resultados indicaram que a exposição aos campos não afeta a percepção humana básica, mas pode aumentar os limiares de dor de uma maneira indicativa de uma resposta analgésica.[13]

Os campos magnéticos pulsados também vêm sendo avaliados em tratamentos diferenciados, como por exemplo, para tratar a espasticidade, um sintoma causado por uma lesão no neurônio motor causada por AVC, traumatismo craniano ou medular, esclerose múltipla em adultos, e paralisia cerebral em crianças, ou para aliviar a dor, promover o controle da bexiga, melhorar a função cognitiva, aliviar o nível de fadiga, melhorar a mobilidade, dentre outros. Alguns estudos sugerem que esses campos alteram a matriz física da cicatriz tecidual que se forma após uma lesão da medula espinhal, de um modo que é menos inibitório para um novo crescimento neuronal. Essa terapia tem sido ainda investigada como uma alternativa de tratamento

---

[12]Tufan Mert. Pulsed magnetic field treatment as antineuropathic pain therapy. Reviews in the Neurosciences. Volume 28, Issue 7. DOI: doi.org/10.1515/revneuro-2017-0003.

[13]Shupak, N.M., Prato, F.S., and Thomas, A.W. (2004). Human exposure to a specific pulsed magnetic field: effects on thermal sensory and pain thresholds. Neurosci. Lett. 363, 157–162.

para o desgaste de estruturas osteomusculares, como tendões, músculos, nervos, sinóvias e ligamentos, acometendo principalmente membros superiores, pescoço e região escapular, e onde os distúrbios surgem como fraturas, artrite e osteoporose.

Uma técnica chamada estimulação magnética funcional (SFM) utiliza campos magnéticos pulsados. Essa técnica, que surgiu há cerca de duas décadas, envolve o posicionamento de uma bobina e a passagem de uma corrente elétrica de transição através dela. Essa corrente produz um campo magnético que passa através dos tecidos da cabeça. O método consiste em atingir o cérebro de forma dirigida, através de pulsos magnéticos sobre o crânio, os quais, atravessando os tecidos, geram uma fraca corrente elétrica capaz de provocar alterações na atividade das células nervosas. É uma técnica não invasiva de abordagem e tratamento de desordens neuropsiquiátricas que permite a exploração, ativação ou inibição das funções cerebrais, de maneira segura, específica, e indolor.

A estimulação magnética transcraniana é uma forma não invasiva de estimulação cerebral, na qual um campo magnético variável é usado para causar corrente elétrica em uma área específica do cérebro através da indução eletromagnética. Com essa técnica, ímãs são aplicados em ambos os lados da cabeça ou tronco, tem mostrado ser capaz de estimular o disparo de neurônios no cérebro e na medula espinhal.[14] Esta foi testada

---

[14]Groppa S, Oliviero A, Eisen A, Quartarone A, Cohen

numa pesquisa feita pela *Harvard Medical School*, em pacientes com AVC que perderam a função motora em um dos lados do corpo. Uma melhora significativa foi observada nos pacientes que receberam esse tratamento.

Um estudo semelhante foi feito utilizando essa técnica em pacientes que sofriam da doença de Parkinson, e foram observadas melhorias significativas em alguns dos sintomas. Esta é uma técnica promissora para o tratamento de desordens neuropsiquiátricas, pois permite a exploração, ativação ou inibição das funções cerebrais, de maneira segura, específica, não invasiva e indolor. Essa técnica já é aprovada para uso clínico em diversos países, mostrando-se muito útil também no tratamento da depressão. Além disso, esta tem demonstrado potencial para uso em diagnósticos e em terapias de tratamento da saúde mental e de problemas do sistema nervoso central, numa grande variedade de doenças com causas neurológicas.

Alguns resultados recentes indicam perspectivas promissoras para a terapia de campo pulsado. Recentemente, um campo magnético alternado de alta frequência (acima de 100 kHz) foi testado no tratamento de uma infecção articular protética. Os resultados indicaram uma redução significativa da infecção bacteriana,

LG, Mall V, et al. (May 2012). "A practical guide to diagnostic transcranial magnetic stimulation: report of an IFCN committee".   Clinical Neurophysiology.   123 (5): 858–82. doi:10.1016/j.clinph.2012.01.010.   PMC 4890546.   PMID 22349304.

e os danos térmicos estavam confinados a uma região bem localizada (<2 mm) ao redor do implante. O estudo apoia a hipótese de que tais exposições podem aumentar a eficácia dos antibióticos convencionais.[15]

Existem muitas fontes diferentes de eletricidade no cérebro, num mecanismo muito complexo e ainda pouco conhecido. Os métodos usados para medir esta eletricidade utilizam sondas no couro cabeludo (EEG, ou eletroencefalograma), numa camada mais profunda (ECoG, ou eletrocorticograma), e ou no fundo do cérebro com minúsculos eletrodos de profundidade (EEG, ou intracraniano). Entretanto, nenhum deles mede neurônios individuais, mas respondem pela eletricidade em toda uma região do cérebro. Considera-se que a principal eletricidade no cérebro consiste nos sinais elétricos (chamados de potenciais de ação ou picos) dos neurônios ao longo dos axônios para a sinapse com outro neurônio.[16] Esses viajam ao longo do axônio e acionam a entrega de um neurotransmissor a outro neurônio. Mas existem muitas outras fontes de eletrici-

---

[15]Rajiv Chopra, Sumbul Shaikh, Yonatan Chatzinoff, Imalka Munaweera, Bingbing Cheng, Seth M. Daly, Yin Xi, Chenchen Bing, Dennis Burns David E. Greenberg. Employing high-frequency alternating magnetic fields for the non-invasive treatment of prosthetic joint infections. Scientific Reports, volume 7, Article number: 7520 (2017) 08 August 2017 DOI https://doi.org/10.1038/s41598-017-07321-6.

[16]Jefferys JG. Nonsynaptic modulation of neuronal activity in the brain: electric currents and extracellular ions. Physiol Rev. 1995 Oct;75(4):689-723. DOI: 10.1152/physrev.1995.75.4.689.

dade no espaço extra celular ao redor do neurônio. A medição do campo magnético cerebral é chamada de magnetoencefalograma, ou MEG.

Com o desenvolvimento da tecnologia de geração de imagens cerebrais, a pesquisa em neurociência teve um impulso considerável nos últimos anos, e hoje busca determinar como as oscilações neurais são geradas e quais são suas funções. Estas são observadas em todo o sistema nervoso central e podem ser caracterizadas por sua frequência, amplitude e fase. As oscilações neurais têm sido associadas a muitas funções cognitivas, como transferência de informação, percepção, controle motor e memória.[17] As funções dessas oscilações são amplas e variam em diferentes tipos de atividade rítmica, como o batimento cardíaco, a ligação neural de características sensoriais na percepção, como a forma e a cor de um objeto, e são decisivas nos casos de distúrbios neurológicos, como sincronização excessiva durante atividade convulsiva em epilepsia, ou tremor, em pacientes com doença de Parkinson.

Hoje em dia existem vários equipamentos médicos que utilizam campos magnéticos para diagnóstico. A magnetocardiografia (MCG) é uma técnica para medir os campos magnéticos provenientes da atividade elétrica do coração, usando dispositivos extremamente

---

[17]Fries P (2005). A mechanism for cognitive dynamics: neuronal communication through neuronal coherence. Trends in Cognitive Sciences. 9 (10): 474–480. doi:10.1016/j.tics.2005.08.011. PMID 16150631.

sensíveis. Esta permite obter um mapa do campo magnético na região torácica, e daí analisar a atividade muscular cardíaca, como arritmias. A magnetoencefalografia (MEG) é uma técnica que registra os sinais magnéticos provenientes da atividade elétrica cerebral. A pesquisa nesse campo é promissora.

As células em nosso organismo controlam o fluxo de íons através da membrana celular com proteínas, chamadas de canais iônicos. Quando uma célula é estimulada, esta dispara pulsos elétricos, chamados potenciais de ação. Nosso corpo usa padrões de potenciais de ação para iniciar movimentos e pensamentos. Um distúrbio nessas correntes elétricas pode levar à doenças. Por exemplo, o músculo cardíaco precisa de correntes elétricas para funcionar corretamente e evitar um ataque cardíaco, cuja atividade pode ser monitorada num eletrocardiograma (ECG).[18]

Um eletrólito é uma substância que quando dissolvida num solvente polar, como água, forma uma solução eletricamente condutora. Alguns exemplos de eletrólitos são sódio, potássio, magnésio e cálcio, que também estão presentes no corpo humano. O equilíbrio dos eletrólitos é essencial para o bom funcionamento das células, pois estes são usados para gerar eletricidade. O conteúdo da célula é protegido do exterior por uma membrana celular, formada de lipídios que criam

---

[18]Nelson, David L, and Michael M Cox. 2013. Lehninger Principles of Biochemistry 6th Ed. Book. 6th ed. New York: W.H. Freeman and Co. doi:10.1016/j.jse.2011.03.016.

uma barreira isolante.   A membrana celular possui um campo elétrico da ordem de 10^7 V/m. As células são carregadas negativamente por dentro, enquanto o ambiente externo é positivamente carregado. O desequilíbrio entre os íons negativos e positivos, dentro e fora da célula, gera correntes elétricas.

Em nosso corpo estão presentes vários elementos químicos que tem importante função iônica no transporte de carga elétrica pelo organismo, como sódio, potássio, cálcio e magnésio, que são utilizados em mecanismos complexos de atividade celular. O conteúdo de uma célula é protegido do ambiente externo pela membrana celular, composta de lipídios que formam uma barreira natural, que não somente filtra quais substâncias podem entrar na célula, mas também participa do mecanismo de geração de correntes elétricas à nível celular, devido a um leve desequilíbrio entre os íons positivos e negativos, dentro e fora da célula.

Em 1875 foi descoberta a atividade elétrica nos hemisférios cerebrais de coelhos e macacos.[19] O interessante é observar que a atividade neuronal tem natureza eletroquímica, e portanto, os minúsculos lampejos elétricos que surgem com o funcionamento do cérebro representam também diminutas correntes elétricas. Uma corrente elétrica cria um campo magnético, e esta é, por sua vez, também afetada pela presença de um

---

[19]"Caton, Richard - The electric currents of the brain". echo.mpiwg-berlin.mpg.de.Caton, Richard. 'The electric currents of the brain'. British Medical Journal, 2 (1875).

campo magnético no seu caminho. Por exemplo, um fio percorrido por uma corrente elétrica sofre um puxão quando é colocado dentro de um campo magnético.

Em 1924 foram observadas as chamadas oscilações neurais (ou ondas cerebrais), que são padrões rítmicos no sistema nervoso central. A atividade neuronal, individual ou coletiva, pode gerar atividade oscilatória do tecido neural. A atividade sincronizada de um grande número de neurônios pode dar origem a oscilações macroscópicas, que podem ser registradas num eletroencefalograma.[20] A primeira banda de frequência descoberta e a mais conhecida é a atividade alfa (8–12 Hz), que pode ser detectada no lobo occipital, durante a vigília relaxada, e que aumenta quando os olhos estão fechados. O papel funcional dessas oscilações ainda não é bem compreendido, e podem incluir a ligação de recursos, mecanismos de transferência de informações e a geração de saída motora rítmica.[21]

O sistema nervoso humano é formado por dois grupos de células: neuróglia e neurônios. As primeiras, também chamadas de gliócitos, são células não neuronais do sistema nervoso central que proporcionam suporte e nutrição aos neurônios. Os neurônios são as

---

[20]Requin J, Riehle A, Seal J. Neuronal activity and information processing in motor control: from stages to continuous flow. Biol Psychol. 1988 Jun;26(1-3):179-98.

[21]Llinas, R. R. (2014). "Intrinsic electrical properties of mammalian neurons and CNS function: a historical perspective". Front Cell Neurosci. 8: 320. doi:10.3389/fncel.2014.00320. PMC 4219458. PMID 25408634.

células responsáveis por conduzir, receber e transmitir os impulsos nervosos através do corpo, em resposta aos estímulos do meio. Os neurônios também trocam informações entre si, através das sinapses, que são zonas ativas de contato entre uma terminação nervosa e outros neurônios, onde agem os neurotransmissores, transmitindo o impulso nervoso de um neurônio a outro, ou de um neurônio para uma célula muscular ou glandular.

Várias ações de nosso corpo, como locomoção, pensamentos, memórias, capacidades cognitivas, sensações, são possíveis graças aos neurônios. Estes são divididos em: corpo celular, núcleo celular, dendritos, axônio e telodendritos. Axônios são prologamentos responsáveis pela condução dos impulsos elétricos que partem do corpo celular, até outro neurônio ou órgão. Telodendrito é a parte terminal da ramificação do axônio. Os corpos das células dos neurônios estão agrupados na massa cinzenta, na superfície do cérebro, na massa cinzenta similar, na parte interna da medula espinhal, e em pequenos nódulos chamados gânglios, perto da coluna vertebral.

As duas principais teorias de como o cérebro gera a mente são as conexões neuronais, onde os sinais elétricos viajam ao longo dos axônios, desencadeando uma conexão química no dendrito de outro neurônio, e as ondas cerebrais elétricas, que oscilam juntas, em frequências específicas. São esses, mecanismos que ocorrem simultaneamente, e talvez sejam até mesmo complementares, desempenhando diferentes funções. Outra teoria sobre a mente é a de que ela consiste em informações, possivelmente na forma de energia eletromagnética, que abrangeria todas as formas de eletricidade no cérebro.[22]

As ondas cerebrais parecem se correlacionar com estados mentais. Os potenciais de ação neuronal estão envolvidos em um processo de sinalização de informações no cérebro relacionadas aos estados mentais. As ondas cerebrais de baixa frequência operam em cerca de 10^{-1} V/cm. Foi observado em peixes, pássaros, animais e pessoas, uma resposta a sinais de baixa frequência que produzem gradientes elétricos teciduais num limiar de 10^{-7} a 10^{-8} V/cm. Acredita-se que os gradientes elétricos intercelulares também podem estar correlacionados com os estados mentais. As correntes elétricas incluem efeitos de sinapse e potenciais de ação, e são afetadas pela atividade rítmica do cérebro. A arquitetura neuronal específica e o tempo rítmico dos picos afetam essas correntes. Quando ocorrem diferentes tipos de pensamento, existem oscilações sincronizadas de grupos de neurônios entre diferentes regiões do cérebro. Informações são então transmitidas por todo o cérebro por sinais e sinapses elétricas. Além disso, eventos cognitivos específicos têm padrões espe-

---

[22]Niedermeyer, Ernst, 1920- Lopes da Silva, F. H., 1935- Ovid Technologies, Inc (2005). Electroencephalography : basic principles, clinical applications, and related fields (5th ed). Lippincott Williams Wilkins, Philadelphia; London.

cíficos de campos elétricos nas regiões extracelulares a partir das múltiplas fontes. A mente parece funcionar com um mecanismo de energia eletromagnética, e parece haver muitos tipos complexos diferentes de eventos elétricos no cérebro que se correlacionam com a atividade mental.

Enfim, passamos a vida inteira dentro de um campo magnético, sem saber exatamente o que isso significa para nossa saúde. Hoje a Teoria Eletromagnética nos provê explicações detalhadas sobre campos eletromagnéticos. Sabemos como calcular as propriedades de sistemas magnéticos à nível atômico e molecular. Dispomos de métodos e ferramentas para produzir e analisar sistemas nanoestruturados e massivos com sofisticados comportamentos magnéticos. Com as pesquisas em andamento, nosso conhecimento sobre o magnetismo da Terra e do cosmos cresce de maneira contínua. Mas nos organismos vivos, ainda estamos longe de conseguir descrever em minúcia os intrincados processos que ocorrem envolvendo eletricidade e magnetismo.

O que representaria para nós vivermos num ambiente sem nenhum campo magnético? Ou então, seria possível viver normalmente uma vida saudável numa região onde o campo magnético fosse bastante intenso? Com o avanço da tecnologia espacial, e das perspectivas de construção de estações espaciais, bases lunares, e viagens interplanetárias, isto é um assunto vital a se considerar. E ainda, qual deveria ser o efeito da ausência de campo magnético, ou da presença de um forte campo nos seres vivos em geral, como animais e plantas? Hoje sabemos que os movimentos migratórios sofrem profunda influência do magnetismo ambiental em nosso planeta. Até mesmo algumas bactérias são afetadas por um campo magnético.

Um efeito negativo de um campo magnético ambiente foi verificado na Suécia, entre os anos de 1960 e 1985, numa pesquisa realizada para avaliar a influência dos campos magnéticos gerados por linhas de alta tensão sobre crianças vivendo em residências próximas às linhas. Como resultado, encontrou-se que existia uma incidência significativa de câncer (principalmente em linfócitos) naquelas que residiam próximo dali, que sofriam a ação contínua do campo magnético produzido pelas correntes elétricas nas linhas, sendo que este acometimento ocorreu principalmente sobre o tecido sanguíneo na forma de leucemia.[23]

Todas as células animais têm uma pequena carga elétrica, praticamente constante, mas no neurônio, há uma mudança dramática desta, quando este dispara um breve sinal elétrico. Na membrana do neurônio, há uma série de canais de proteínas que permitem que íons de sódio e potássio carregados entrem e saiam ao longo de todo o axônio, levando carga elétrica positiva através da membrana da célula, que é isolante, criando assim uma voltagem, entre o interior e o exterior da membrana

[23]Feychting M., Ahlbom A. Am J Epidemiol. 1993 Oct 1;138(7):467-81. Magnetic fields and cancer in children residing near Swedish high-voltage power lines.

celular. O axônio, os dendritos e os corpos celulares têm propriedades elétricas diferentes de seus canais iônicos. Muitos neurônios disparam cerca de 10 ou 100 vezes por segundo, mas podem aumentar ainda mais a frequência dependendo do sinal a ser transmitido. Após o disparo, ocorre um período inativo. As grandes quantidades de conexões de dendritos formam uma corrente dentro da membrana do neurônio que consiste em dezenas de milhares de sinapses.

As células de nosso corpo realizam complexos mecanismos de ação que envolvem disparos elétricos. O músculo cardíaco depende desses processos para manter seu ritmo de pulsação. O estímulo elétrico para a contração do miocárdio se origina em um pequeno agrupamento de células especiais. Os neurônios por sua vez geram sinais elétricos por meio de breves e controladas mudanças na permeabilidade de suas membranas celulares a íons específicos. A propagação de sinais no cérebro acontece pela atividade elétrica dos neurônios, que gera pulsos elétricos chamados potenciais de ação, que viajam pelas fibras nervosas. A despeito dos formidáveis avanços da neurociência, os mecanismos operacionais de controle da atividade elétrica cerebral ainda não são bem conhecidos. Toda carga elétrica que se movimenta dentro de um campo magnético, percebe uma força defletora, que depende da direção da sua velocidade, como definido na expressão da força de Lorentz. Disso se pode inferir que algum efeito deva existir da presença do campo terrestre em todos os instantes de nossas vidas. Nesse contexto, a codificação neural tem um fascinante e importante tema de estudos a perseguir.

A corrente elétrica num percurso resistivo é determinada pela voltagem e pela resistência do meio ($i = V/R$). Quanto maior a voltagem, maior é a corrente, para uma determinada resistência. E dada uma voltagem, quanto maior a resistência, menor é a corrente. Essa voltagem pode ser produzida por uma força eletromotriz (ε). De acordo com a lei da indução de Faraday, a força eletromotriz induzida num condutor é determinada pela taxa de variação temporal do fluxo magnético ($\varepsilon = -\frac{d\phi_B}{dt}$). Assim, não importa o valor do campo na definição da intensidade da corrente induzida, e sim, a rapidez com que este varia no tempo. A existência de uma diferença de potencial elétrico (ou voltagem) através das membranas de todas as células do corpo é verificada cientificamente, o que é responsável pela geração de um campo elétrico da ordem de 10^7 V/m. Um campo magnético oscilante de alta frequência é capaz de gerar uma força eletromotriz induzida capaz de criar campos elétricos dessa magnitude, e assim interferir no mecanismo de propagação de impulsos elétricos no interior das células.

Um efeito negativo foi observado em pessoas residindo próximas à linhas de alta tensão, como descrito acima. Mas qual seria o efeito sobre o nosso corpo se tivermos nossa rotina diária de sono num campo magnético bem diferente daquele a que estamos acostumados? E se este fosse um campo bem controlado com objetivo terapêutico? A questão é, não há dados suficientes e critérios cientificamente comprovados para indicar qual regime magnético é o mais apropriado para resguardar a saúde de nosso organismo. E ainda, pode-se imaginar diversas formas de aplicar um campo magnético, que pode ser uniforme ou não, em diferentes orientações, pode ser este um campo axial ou perpendicular relativamente ao objeto alvo da exposição, pode ser um campo estático ou oscilante, etc.

A presença do campo magnético em nossas vidas é predominante em todos os instantes. As descobertas sobre a magnetorecepção no mundo animal introduzem novos resultados a cada dia. A existência de pequenos aglomerados de cristais magnéticos no cérebro humano, onde está a glândula pineal, indica que nosso corpo também é sensível ao campo magnético ambiente. Durante o sono, nosso corpo fica posicionado na horizontal, que corresponde à direção no qual o campo magnético da Terra tem sua maior componente, nas regiões afastadas dos polos. Durante o sono, nosso corpo funciona ativamente na reparação do organismo através de complexos mecanismos de atividade celular, que por sua vez, acarretam atividades elétricas. Muitos aspectos da função celular envolvem correntes elétricas e, portanto, em princípio, é possível que um campo magnético adequado possa afetar a corrente elétrica num tecido e, assim, manifestar algum tipo de efeito. É verdade que estas são correntes diminutas, mas todo fluxo ordenado de cargas cria campos eletromagnéticos, e os efeitos desses campos sobre os mecanismos de ação celular e sobre o sistema nervoso central têm consequências ainda imprevisíveis para nós.

Vários estudos identificaram ainda efeitos físicos, biológicos e de saúde significativos associados a alterações da atividade solar, na atividade geomagnética e nas concentrações ionosféricas de partículas carregadas, que são fortemente correlacionadas por processos geofísicos, como nas ressonâncias Schumann. Os efeitos dessas alterações incluem pressão arterial e melatonina alteradas, aumento do câncer, doenças reprodutivas, cardíacas e neurológicas e até mesmo morte. Alguns estudos ocupacionais descobriram que a exposição a campos entre 16,7 Hz e 50/60 Hz reduz significativamente os níveis de melatonina.[24]

Acontece que a glândula pineal é uma pequena glândula endócrina localizada perto do centro do cérebro, entre os dois hemisférios, que produz o hormônio melatonina e possui enzimas que afetam a serotonina, um hormônio que afeta a modulação dos padrões de vigília & sono. Num estudo sobre o efeito do campo magnético da terra sobre a glândula pineal, foi determinado que o geomagnetismo parece ser uma das con-

---

[24]Neil Cherry, 2002. "Schumann Resonances, a plausible biophysical mechanism for the human health effects of Solar,"Natural Hazards: Journal of the International Society for the Prevention and Mitigation of Natural Hazards, Springer;International Society for the Prevention and Mitigation of Natural Hazards, vol. 26(3), pages 279-331, July.

dições ambientais que aumentam a atividade pineal.[25] A glândula pineal também reage à luz, e controla os vários bio-ritmos do corpo, e opera em harmonia com a glândula hipotálamo, que é a região do encéfalo cuja função é manter o equilíbrio das funções internas corporais em ajustamento ao ambiente, principalmente por meio da coordenação entre o sistema nervoso e o sistema endócrino. Este auxilia na regulação da temperatura corporal, regulação do apetite e da sede, estresse emocional e comportamento sexual e indutor dos ritmos biológicos.

Efeitos eletrodinâmicos podem surgir da interação de campos magnéticos com um meio rico em eletrólitos, como o que existe no ambiente celular. Pode-se então arguir: é possível que a aplicação de um campo magnético pulsado seja capaz de estimular a atividade celular num determinado tecido para tratar uma enfermidade local? Não se sabe a resposta, haja visto que o efeito da produção de correntes induzidas em organismos vivos é muito pouco conhecido. Mesmo um fraco campo magnético é capaz de gerar correntes induzidas num meio condutor, desde que tenha uma frequência apropriada. E um dado meio, mesmo isolante, pode conduzir eletricidade, se a tensão é suficientemente elevada para vencer a chamada rigidez dielétrica do meio, como acontece na voltagem de ruptura.

A aplicação de um campo oscilante num alvo de

---

[25]Roney-Dougal, Serena and Gerlinde Vogl. "Some speculations on the effect of geomagnetism on the pineal gland." (1993).

tratamento poderia ser feita de forma extensa, sobre uma ampla região, ou então de forma pontual, utilizando uma ponteira magnética. Isto é possível de conseguir usando uma bobina de indução. As bobinas de Helmholtz de alta frequência são dispositivos usados para gerar um campo magnético uniforme de alta frequência. Como a densidade do campo magnético é proporcional à corrente elétrica, para gerar e manter um campo magnético elevado é preciso uma corrente elétrica elevada, o que, num meio resistivo, produz calor. Portanto o controle da frequência adotada é um fator essencial para o sucesso de qualquer terapia, assim como a duração da aplicação, que pode ser contínua ou intermitente.

Atualmente a nanociência é uma das áreas de pesquisa mais prósperas da pesquisa em magnetismo. Um tema de grande interesse é a produção de nanopartículas magnéticas, que são um tipo de nanopartícula que pode ser manipulada ou controlada através de um campo magnético. Isso criou um novo horizonte de estudos que une físicos, médicos, químicos, biólogos e engenheiros, que buscam aplicações as mais diversas em novas tecnologias incluindo também tratamentos de saúde.

As nanopartículas são aplicadas em áreas como biotecnologia, medicina, ciência, biomédica e engenharia. Nanopartículas magnéticas são nanomateriais contendo elementos magnéticos, como níquel, ferro, cromo, cobalto, gadolínio, manganês e seus compostos químicos, e assim podem ser facilmente magnetizadas. Particularmente na medicina, a nanopartícula oferece grande potencial em muitas aplicações, como por exemplo, na liberação de medicamentos em regiões específicas do corpo (*drug delivering*). Estas, por exemplo, podem ser direcionadas a um tumor por uma fonte externa de campo magnético, e atuar como portadoras do medicamento.

Devido ao seu tamanho diminuto, essas partículas não tem histerese e nem coercividade, ou seja, não retém a magnetização após a remoção do campo magnético. Dentre suas aplicações estão a impressão 3D, a fabricação de sondas neurais de densidade ultra-elevada, novas estratégias para atingir metástases em linfonodos (gânglios linfáticos), e o controle na administração dirigida de medicamentos. Depois que o medicamento atinge a corrente sanguínea do paciente, um campo magnético é aplicado para reter as partículas no local de tratamento. Estas podem ser manipuladas por um campo magnético externo, e por exemplo, serem colocadas num movimento vibratório, o que pode também ser explorado como um mecanismo para a geração de calor de forma localizada, e assim atacar tumores.

O uso de nanopartículas magnéticas para administração localizada de medicamentos também reduz o risco de efeitos colaterais, ao contrário das terapias convencionais contra o câncer, como radioterapia e quimioterapia. Além disso, esta permite ainda reduzir a dosagem utilizada no tratamento, reduzindo a toxicidade. Esta é vista como uma das opções de tratamento mais promissoras para tratar pacientes com câncer. Como a intensidade do campo magnético diminui rapidamente com o aumento distância da superfície do corpo, abaixo da pele, alguns pesquisadores sugerem o uso de ímãs implantados para permitir que o campo magnético seja aplicado próximo ao alvo da droga, no interior do corpo, de forma a reter a medicação no local adequado, para maior eficácia.

Entretanto, apesar de alguns estudos bem-sucedidos em animais, a sua aplicação em humanos ainda não foi lançada comercialmente. As pesquisas continuam, e há muitos ensaios clínicos em andamento buscando aperfeiçoar o método, que representará um avanço considerável para um tratamento moderno contra o câncer, sem os inconvenientes da quimioterapia.[26]

As perspectivas de utilização de campos magnéticos em aplicações terapêuticas certamente implicam uma enorme quantidade de variáveis a se considerar. No caso de se usar um campo estático, é preciso saber qual é a intensidade de campo apropriada a ser usada, e como deve ser a aplicação, em qual direção, por quanto tempo, em quantas sessões, se devem ser usados ímãs permanentes ou eletroímãs, e assim por diante. Na terapia de campo pulsado, além dessas

---

[26]Namdeo, Mini Saxena, Sutanjay Tankhiwale, Rasika Bajpai, M Mohan, Y.M. Bajpai, S. (2008). Magnetic Nanoparticles for Drug Delivery Applications. Journal of nanoscience and nanotechnology. 8. 3247-71. 10.1166/jnn.2008.399.

questões, ainda é preciso definir qual frequência de oscilação é a mais indicada. E ainda, pode ser usado tanto um campo eletromagnético oscilante, quanto pulsos de campo magnético, produzidos por pulsos de corrente. Isto sugere um procedimento que poderia ser investigado como uma ferramenta auxiliar num processo terapêutico, para restaurar a atividade celular e a recuperação de um tecido ou órgão. Mas isso ainda é coisa do futuro, e por enquanto, é apenas ficção científica, mas o assunto é digno de estudos. As pesquisas já começaram e estão em andamento, alguns resultados importantes já foram alcançados, já existem alguns tratamentos realmente eficazes, e as perspectivas são bastante promissoras.

Contudo, antes de qualquer indicação precisa com reconhecida eficácia para um tratamento magnético terapêutico, é preciso considerar quase uma infinidade de possibilidades a serem avaliadas. Para isto, obviamente há muito a ser investigado e um longo caminho a percorrer, onde é fundamental e imprescindível a conjugação de contribuições das mais variadas áreas do conhecimento, num esforço coletivo e integrado com as áreas da saúde, aliado ao avanço tecnológico, para que se possa ampliar de modo peremptório as perspectivas de cura e tratamentos de enfermidades. Os benefícios a serem conquistados valem todo o esforço e investimento, o que representará uma conquista inestimável de um bem maior para toda a humanidade.